学会驾驭"五驾马车" 轻松掌控糖尿病

做一名幸福的糖人

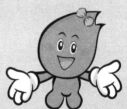

——掌控糖尿病

ZUO YI MING XINGFU DE TANGREN

主 编／翁建平

副主编／朱延华 姬道绪

U0351273

北京出版集团公司

北京出版社

图书在版编目（CIP）数据

做一名幸福的糖人：掌控糖尿病 / 翁建平主编. —
北京：北京出版社，2015.9
ISBN 978-7-200-11646-5

Ⅰ．①做… Ⅱ．①翁… Ⅲ．①糖尿病—防治 Ⅳ.
①R587.1

中国版本图书馆CIP数据核字（2015）第241355号

做一名幸福的糖人
——掌控糖尿病
ZUO YI MING XINGFU DE TANGREN

主　编／翁建平　副主编／朱延华　姬道绪

出　版：北京出版集团公司
　　　　北 京 出 版 社
地　址：北京北三环中路6号
邮　编：100120
网　址：www.bph.com.cn
总发行：北京出版集团公司
经　销：新华书店
印　刷：北京画中画印刷有限公司
版　次：2015年9月第1版　2018年3月第4次印刷
开　本：700毫米×1000毫米　1/16
印　张：13.5
字　数：160千字
书　号：ISBN 978-7-200-11646-5
定　价：25.00元

质量监督电话：010-58572393
责任编辑电话：010-58572281

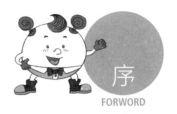

序
FORWORD

　　纵观上下五千年中华文明史，我们可以发现那既是一部人类追求幸福生活的历史，同时也是一部人们和疾病顽强抗争的历史。追求健康长寿、无疾而终是无数老百姓的梦想。健康的体魄是实现事业发展的基础，追求健康和幸福是每个中国老百姓心中"中国梦"的一部分。作为奋战在糖尿病防治一线的临床医生，我们发现糖尿病困扰了无数人。糖尿病有那么多并发症，每一个并发症都不好治，许多糖尿病患者会因此灰心丧气，对治疗失去信心。

　　我真诚地希望每个糖尿病患者都掌握好糖尿病基础知识，用知识来武装自己，控制糖尿病病情，与糖尿病和谐共处，快乐、幸福地生活。

　　无数个糖尿病患者用自己真实的抗糖经历告诉我们：糖尿病患者完全可以实现自己的梦想，完全可以健康长寿。著名佛学泰斗星云大师今年已88 岁高龄，可很多人并不知道他是一位有着 50 多年糖尿病病史的老糖友。他用自己的经历告诉我们，我们完全可以和糖尿病和谐共处，糖友也可以长寿。

为此，我组织科内同事，结合自己的多年临床感悟和经验，编写完成了这本书名为《做一名幸福的糖人——掌控糖尿病》的科普书，希望每个糖尿病患者都能过上健康美好的生活，做一名幸福的糖人。

翁建平

2015 年 9 月于广州

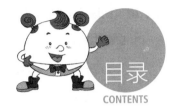

目录
CONTENTS

第一章

你不可不知的糖尿病秘密 / 001

一、糖的前世今生 / 002

1.什么是糖 / 002

2.糖类大家族 / 005

3.糖在身体内的转化和利用 / 007

二、糖的人体旅行 / 008

1.糖的使命 / 008

2.糖的人体之旅 / 009

第二章

解密糖尿病 / 011

一、了解糖尿病 / 012

1.糖尿病的发生之谜：糖糖受困，旅行受阻 / 012

2.糖尿病的特点："一个中心，两个基本点" / 014

3.糖尿病的典型症状："三多一少" / 014

4.吃得多，为什么体重还会减轻 / 016

5. 得了糖尿病就会有"三多一少"的症状吗 / 016

二、解析糖尿病的病因 / 017

1. 血糖的来龙去脉 / 017

2. 胰岛素——糖代谢的关键 / 018

3. 当胰岛遇到麻烦 / 019

三、糖尿病的危害——可怕的并发症 / 019

1. 来势汹汹的急性并发症 / 019

2. 不可忽视的慢性并发症 / 020

3. 糖糖的护足忠言 / 023

四、正确认识糖尿病 / 025

1. 糖尿病不是传染病，咱不怕 / 025

2. 糖尿病患者的健康生活 / 027

五、糖尿病现形记——糖尿病的诊断 / 029

第三章

如何预防糖尿病 / 031

一、防治糖尿病，早发现、早控制，刻不容缓 / 032

1. 亡羊补牢、水滴石穿皆不宜 / 032

2. 预防糖尿病的四个锦囊妙计 / 033

3. 早期发现，意义重大 / 035

二、了解 OGTT / 037

1. 什么人应该做 OGTT / 037

2. 根据 OGTT 结果判断糖尿病发展阶段 / 037

3. 怎么做 OGTT 才准 / 038

三、一支特殊部队——糖尿病后备军 / 039

　　1. 什么叫"糖调节受损" / 039

　　2. 如何看待"糖调节受损" / 040

　　3. 干预"糖调节受损"一定要用药吗 / 041

四、如何预防糖尿病 / 042

　　1. 预防糖尿病的四个法宝 / 042

　　2. 健康的生活方式最重要 / 042

　　3. 健康生活方式举例 / 044

第四章

控制糖尿病需有的放矢 / 047

一、对付糖尿病的策略——各个击破 / 048

　　1. 明确目标，各个击破 / 048

　　2. 因材施教，量体裁衣 / 052

　　3. 诊断糖尿病后还该做哪些检查 / 054

　　4. 诊断糖尿病有几把尺子 / 054

　　5. 与诊断、分型有关的检查 / 055

　　6. 与并发症有关的检查 / 056

　　7. 反映血糖控制好坏的检查 / 057

二、抗击糖尿病也讲持久战 / 058

第五章

血糖达标的瞄准器——血糖监测 / 061

一、糖尿病新生活离不开血糖监测 / 062

二、测血糖要选对时机 / 063

三、做好血糖监测还应该知道的几件事 / 064

　　1.怎么测血糖 / 064

　　2.何时测血糖 / 064

　　3.测几次（监测频率） / 065

　　4.监测记录如何做 / 066

四、血糖忽高忽低为哪般 / 067

五、静脉血糖与指尖血糖哪个准 / 067

六、血糖监测，小费用大意义 / 068

七、点、线、面结合，全方位监测 / 072

第六章

食来运转——糖友的美食生活 / 073

一、糖尿病患者的健康饮食 / 074

　　1.糖尿病患者的心声 / 074

　　2.揭开饮食疗法的神秘面纱 / 075

　　3.糖尿病患者需要的营养素 / 076

　　4.健康食疗的八个原则 / 077

　　5.简单饮食的"1、2、3、4、5" / 079

二、营养与美食——鱼和熊掌可以兼得 / 080

　　1.一段真实的对话 / 080

　　2.不光要控制血糖，还要控制血脂 / 084

　　3.米、燕麦、肉、土豆，每个都需要 / 085

　　4.食物交换份，让你对摄入的食物心里有数 / 087

5. 运用手掌法则,饮食轻松搞定 / 089

6. 为自己制定每日食谱 / 090

三、水果的选择 / 093

1. 水果,不能全盘否定 / 093

2. 吃水果,还要有点小讲究 / 094

四、挑选食物的黄金法则 / 096

1. 穿了隐身衣的糖尿病食品 / 096

2. 选购糖尿病食品,用"眼"更需用"心" / 098

3. 甜味剂——糖糖的替代品 / 099

4. "肾"重再慎重——肾病糖友饮食技巧 / 100

五、饮食的对与错——常见饮食误区 / 101

1. 多吃粗粮更健康吗 / 101

2. 粥绝对不能喝吗 / 102

3. 老火靓汤应当多喝吗 / 103

4. 米饭吃得越少越好吗 / 104

5. 多吃鱼有好处吗 / 105

6. 水果真的不能吃吗 / 106

7. 吃多了,加点儿药就行吗 / 106

8. 蜂胶、蜂蜜、蜂王浆有助于降血糖吗 / 107

六、烟酒的选择 / 107

1. 绝不要让烟熏坏了你的身体 / 107

2. 爱亦是酒,恨亦是酒 / 109

3. 如何做到适量饮酒 / 110

七、糖友的生活法则——不要因糖而变,又必须因糖而变 / 112

第七章

运动是药，有时胜药 / 113

一、运动是一剂不花钱的良药 / 114

   1.动一动，降糖好轻松 / 115

   2.饭后百步走，到底怎么走 / 115

二、如何运动 / 116

   1.运动有"法"可依 / 116

   2.哪些糖友不适合运动 / 117

   3.糖糖的降糖宝典：运动处方 / 118

   4."糖妈妈"的运动选择 / 119

   5."糖妈妈"的锻炼方法 / 121

   6.动一动，血糖怎么反而高了 / 122

三、系上安全带，警惕低血糖 / 123

   1.低血糖症状"三部曲" / 123

   2.及时识别，转危为安 / 124

   3.第一时间的自救 / 125

   4.低血糖与高血糖 / 126

   5.降血糖，埋头拉车，也要抬头看路 / 126

四、糖尿病患者的精彩运动人生——奥运会上的糖尿病健儿们 / 128

第八章

正视糖尿病，好心情帮您适应新生活 / 131

一、心情决定胜败，不要为洒了的牛奶而哭泣 / 132

1. 不幸中寻找幸福，坏心情中走出好心情 / 132

2. 药效与心情有关 / 134

3. 抗击糖尿病需要乐观的心态 / 135

二、通向好心情的成功之路 / 136

1. 糖尿病患者的心结 / 136

2. 心理治疗的五个传世秘法 / 139

3. 坏心情，我该为你做些什么 / 141

三、写给糖友及其家人的话 / 142

1. 假如糖尿病恋上了你，请不要为洒了的牛奶而哭泣 / 142

2. 好方法才有好生活 / 144

第九章

治疗，人间自有天使 / 147

一、糖尿病治疗，一个古老而永恒的话题 / 148

二、阅兵——降糖药方阵 / 149

1. 降糖药的分类 / 149

2. 各类降糖药的特点 / 150

三、爱你没商量，胰岛素助你一臂之力 / 157

1. 胰岛素的作用 / 157

2. 解密神奇的降糖"指挥官"——胰岛素 / 159

3. 胰岛素笔的使用，细节决定效果 / 161

4. 胰岛素泵显神威 / 163

5. 正确认识胰岛素泵 / 165

四、治疗方案的选择 / 168

1. 适合你的就是最好的 / 168

2. "对"与"贵"的较量 / 170

3. 用药应做到安全第一 / 171

五、谈谈中医中药 / 171

1. 神奇的传统中草药 / 171

2. 糖友的疑惑：中药、西药，孰优孰劣 / 172

第十章

特殊情况下的糖尿病 / 175

一、老年糖尿病的特点及其治疗注意事项 / 176

1. 上了年纪的烦恼 / 176

2. 特殊问题：不一样的年龄，不一样的治疗方案 / 177

3. 更特殊的问题：同样的年龄，不一样的控糖目标 / 178

4. 老年糖尿病患者在不同季节都应注意哪些问题 / 178

二、"糖妈妈"的喜与忧 / 179

1. "糖妈妈"的忧虑 / 179

2. 妊娠期糖尿病与糖尿病合并妊娠 / 180

3. 及时发现，应对自如 / 182

4. 准妈妈的血糖控制与血糖监测 / 183

5. 如何关注腹中的宝宝 / 183

三、小朋友们的糖尿病故事 / 184

1. 令人痛心的儿童青少年糖尿病 / 184

2. 告别小胖墩，丢掉糖罐子 / 185

第十一章

抗糖明星的抗糖故事 / 187

一、传奇糖友伊丽莎白·休斯 / 188

二、百岁寿星宋美龄 / 191

三、泳坛名将加里·霍尔 / 192

四、佛学泰斗星云大师 / 194

五、千里健步老周行 / 196

六、身边的伊丽莎白——糖妈丹丹 / 198

七、百姓抗糖明星，西藏、南极任遨游 / 199

结束语 / 202

第一章
你不可不知的
糖尿病秘密

一、糖的前世今生

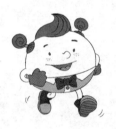

1. 什么是糖

认识糖尿病，就必须知道什么是糖？自然界有哪些糖？下面我们就让本书的主角"糖糖"登场，带领大家去探寻糖与糖尿病的秘密。

糖的概念和作用

很久很久以前，在人类还没有出现之前，就有了我们糖类家族，而且我们是地球上最重要的有机物之一。"糖"是我们的俗名，科学家们给我们起了个严谨的学名——"碳水化合物"，这也许是因为我们的身体是由碳和氢两种元素组成、经过生物代谢后能生成二氧化碳和水的缘故吧。我们主要负责把植物的能量传递给动物，为动物的生存提供最基本的能量保障，为它们的繁衍生息尽心尽力地服务。你们人类不是经常说嘛：民以食为天。那么，"食"里面最重要的是什么呢？就是我们糖类，人类生命活动所需的能量 55% ～ 65% 来自我们糖类。看看你们人类编制的"平衡膳食宝塔"，那下面最大的一层就是我们，第二层的食物也能够提供很多糖类。

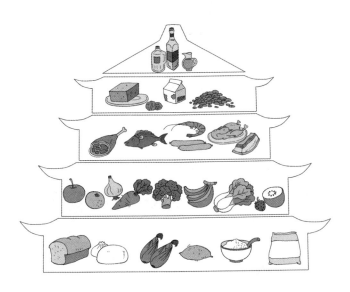

平衡膳食宝塔

糖是怎么产生的

植物通过光合作用合成糖类。空气中的二氧化碳和水是合成糖类的原料。世界上所有的绿色植物都能合成糖类，绿叶是生产我们糖类的重要基地。新生的我们并没有在绿叶中做过多停留就被派遣到了植物的身体各处，其中大多数糖进入了果实和种子里，所以很多果子吃起来是甜的。

食物含糖量的差异

人类所吃的食物中大都有糖的踪迹。食物就是我们糖类居住的"屋

做一名**幸福的糖人**
——掌控糖尿病

子"。根据"屋子"的结构、大小、舒适程度以及外界环境等的不同，每种"屋子"里面居住的糖的种类和数量也有所不同。比如，哈密瓜就是我们糖类比较喜欢的"屋子"，因此它的含糖量会比较高，而黄瓜的含糖量就比较低。

还要告诉大家一个秘密，你们常看的《食物营养成分表》中所列的含糖量只是一个平均的、大概的数值，同一种食物因为生产季节、产地、光照等因素的不同，含糖量是不一样的。例如，同一棵树上结出来的苹果也不一样甜，向阳的一面会甜些，背阴的一面就不太甜。

下面我们来看看常见食物的含糖量，供大家在选择饮食的时候参考。

常见食物含糖量一览表

含糖量	食物	含糖量	食物
1%	南瓜、紫菜、生菜	2%	菠菜、芹菜、小白菜、小青菜、西红柿、冬瓜、黄瓜
3%	大白菜、青菜心、韭黄、豌豆苗、茄子、酸菜、豆腐	4%	绿豆芽、油菜、韭菜、春笋、茭白、花菜、空心菜、西瓜、扁豆
5%	小葱、青蒜、辣椒、丝瓜、韭菜花、酱豆腐	6%	白萝卜、冬笋、黄豆芽、豆腐干、桃、枇杷
7%~8%	香菜、毛豆、黄胡萝卜、红胡萝卜、葱头、樱桃、柠檬	9%~10%	榨菜、蒜苗、杏、葡萄、柚子、豆腐皮
11%~12%	柿子、沙果、橘子、梨、橄榄、豌豆	14%~17%	荔枝、山药、苹果、土豆、石榴、西瓜子
18%~20%	香蕉、红果、甘蔗、哈密瓜	50%~60%	切面、烙饼、油饼、巧克力、柿饼
70%~80%	米、面、玉米面、蜜枣	85%	粉条、粉丝

Chapter **1**

2. 糖类大家族

我们糖类家族有很多成员，主要分为三类：单糖、低聚糖和多糖。我们的身体骨架很相似，都由碳原子和氧原子组成，氢原子则构成了我们的皮肤。

在我们糖类家族中有一个奇特的现象，那就是盛产双胞胎和多胞胎。在人类中，双胞胎、三胞胎、多胞胎的产生率是比较小的，但在糖类家族中，多胞胎随处可见，甚至会有几十、几百胞胎的存在。下面就请大家来认识一下我们糖类家族的成员。

单糖

最常见的单糖有葡萄糖、果糖、阿拉伯糖。它们的化学结构简单，不需要再被进一步水解就能被人体利用。单糖多溶于水，而且味道是甜的，单糖是结构最简单的一类糖。但是，单糖们的结构看似简单，作用却不小。以葡萄糖为例，它是最普通的而且已为人们所熟知的单糖，血糖指的就是血液中的葡萄糖。葡萄糖存在于多种食物中，人体内的血液、淋巴液等都含有葡萄糖，葡萄糖是自然界中存在量最多的化合物之一，是人体能量供应的重要物质。

低聚糖

低聚糖是由 2 ~ 4 个单糖成员组成的，是双糖、三糖、四糖的统称。低聚糖的各个单糖成员之间手

单糖

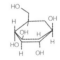

双糖

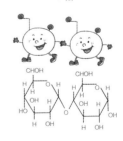

拉手连在一起，形成一条糖链，进入人体后，它们在酶的作用下分开，分别去发挥作用。人们经常接触到的低聚糖有麦芽糖和蔗糖，它们同单糖一样能溶于水，味道也是甜的。

多糖

我们糖类家族中还有许多"巨人"，人们把这些糖类中的"大块头"称为"多糖"。它们是名副其实的多胞胎，由几百乃至上千个单糖组成，单糖间彼此相连，形成巨大的网状结构。与其他糖类相比，多糖与生物之间的关系更为密切。多糖不但是能量储存的形式，还是生物结构的一部分，没有多糖，动植物可能连站都站不起来，植物中的淀粉、纤维素和动物中的甲壳素就是多糖。

正是由于我们糖类广泛存在于生物界，而且存在的方式五花八门，生物体的结构才能如此丰富，生物的多样性才得以体现。

糖的结构越简单，吸收的速度就越快，对血糖的影响也就越明显。糖在人体的吸收速度由快到慢依次为：单糖→低聚糖→多糖。

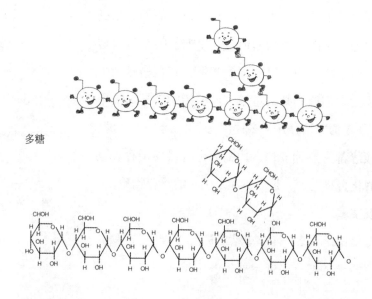

多糖

3. 糖在身体内的转化和利用

自然界中的糖由植物通过光合作用产生。人们的机体也可以产生，在身体里，糖可以由非糖物质转变而成，这个过程称为"糖异生"。这些非糖物质主要包括生糖氨基酸、乳酸、丙酮酸和甘油等。

糖异生的作用主要是维持人体在空腹或饥饿时血糖浓度的正常，以满足脑组织等对葡萄糖持续消耗的需要。糖异生还有助于消耗体内过多的非糖物质，如乳酸、戊糖氨基酸等。

在肝和肾的细胞中存在着糖异生所需要的整套"设备"——各种催化酶。正常情况下，糖异生主要在肝脏内进行；在饥饿状态下，肾脏也参与进来。在患一些肝脏和肾脏疾病时，因为糖异生作用受到影响，不能及时为机体提供葡萄糖，因而容易发生低血糖。糖异生原料中的生糖氨基酸主要来源于食物蛋白。食物蛋白在肠道被分解吸收后，部分被重新利用合成蛋白质，另一部分则转化为其他物质，其中就有葡萄糖和糖原。葡萄糖无氧酵解或三羧酸循环过程中的某些代谢产物，如丙酮酸、氨基酸、甘油等，也为糖异生提供了原料；肌肉运动所产生的乳酸，经血液循环运送到肝脏能异生为葡萄糖或糖原，再被机体进一步利用。

知识链接：饮酒与低血糖

有的糖友发现饮酒后血糖低了，可你知道饮酒为什么会让血糖降低吗？告诉大家，酒精并不能降糖，而是酒精干扰和抑制了肝脏中负责糖异生的酶，使非糖物质转变为葡萄糖的量减少了。所以，靠喝酒来降糖可不行。

二、糖的人体旅行

1. 糖的使命

糖的使命是提供能量。对于人类来说，能量就意味着生命。糖类进入人体后，无论是单糖、低聚糖还是多糖，都会积极地参与到体内的代谢过程中去。人体是很奇特的，它只能直接利用单糖，双糖和多糖则需要转化为单糖才能被利用。然而，要把糖类中的"巨人集团"瓦解掉并不是一件容易的事，因为诸如淀粉这样的大分子多糖，大火烹调都很难将它拆散，那它们在体内是如何被分解的呢？

完成这个神奇任务的英雄是酶。人体内存在着各式各样的酶。作为人体基本能量来源的淀粉广泛存在于谷类食物中。淀粉的消化从口腔开始，首先通过牙齿的咀嚼将大块食物粉碎，同时唾液中的淀粉酶通过化学反应将部分淀粉水解成葡萄糖、麦芽糖及其他物质的混合物。单糖能被舌头上的味觉细胞所感知，让我们尝到甜味。如我们吃馒头或米饭时，开始没有什么味道，但在嘴里多咀嚼一会儿，就可以逐渐感觉到甜味，这是因为食物中的多糖（淀粉）在咀嚼的过程中被唾液所含的淀粉酶分解为单糖（葡萄糖）并被味觉细胞感知所致。食物在口腔停留的时间很短，所以唾液中的淀粉酶对淀粉的水解很有限。随后，食物随着食道的蠕动进入胃里，在胃酸的作用下，淀粉酶失去活性，食物被胃进一步研磨消化成多糖、双糖及糖代谢的中间物质（如糊精等）的混合物，然后进入小肠。小肠是消化糖类最主要的器官，肠腔中含有胰腺分泌的胰淀

Chapter 1

粉酶，胰淀粉酶不但作用强度比唾液淀粉酶大，量也多，在小肠上皮细胞表面还有分解淀粉的糖苷酶。通过多种酶的作用，多糖和双糖被分解成可供人体吸收的葡萄糖、半乳糖和果糖等单糖。食物中的纤维素和果胶等多糖，由于人体内没有消化它们的酶，所以它们全部从粪便中排出，仅起到促进肠道蠕动的作用。

单糖的吸收速度不一样，如果把葡萄糖的吸收速度定义为100的话，其他单糖的吸收速度分别为：半乳糖110，果糖43，甘露糖19，木酮糖15，阿拉伯糖9。

这种吸收速度的差异与小肠上皮细胞的糖转运载体有关。

2. 糖的人体之旅

多糖和双糖在酶的帮助下变成了单糖（以葡萄糖和少数来源于乳制品的半乳糖为主），单糖从小肠绒毛的上皮细胞进入人体的毛细血管，温暖的血液载着它们快速前行，让糖糖带着大家到人体去看个究竟吧。

糖类去哪里？到肝脏、肌肉去定居

温暖的血液就像一列快车，坐上快车的我们很快走遍了人体的每一个角落。当人体能量充足的时候，大多数的葡萄糖来到了肝脏和骨骼肌，在这里定居下来。定居前，所有的葡萄糖实现了自己人生的一次蜕变，在各种代谢酶的帮助下，它们加入了肝脏或者骨骼肌的户籍，组成了肝糖原或者肌糖原，从此也正式成为动物体内特有的糖。

糖原是个"大集团"，是由多个葡萄糖组成的带分支的大分子多糖，分子量一般在106～107道尔顿。糖原主要储存在肌肉和肝脏中，人体肌肉中糖原占肌肉总重量的1%～2%，约为400克；人体肝脏中糖原占肝脏总重量的 6% ～ 8%，约为 100 克。

脱胎换骨，旅行结束

糖原又称动物淀粉，是人类及动物储存糖类的主要形式，对维持机体在空腹或饥饿时正常的血糖浓度意义重大。因为糖原在体内的意义重大，所以定居后的我们一直都没放松警惕，时刻准备着接受上级发出的指令。人们老说"美好的日子总是那么短暂"，当人体需要能量的时候，人体的中枢神经系统就会发出"能量供应"的指令，通过神经传达信息，激素等物质就开始指挥糖原参与供能计划了，我们也不得不离开舒适的第二家园——肌肉和肝脏。肌糖原分解，为肌肉收缩提供能量；肝糖原分解，将葡萄糖注入血液，用以维持血糖浓度，这样血液就可以将葡萄糖输送到人体需要能量的地方供能，人体这个庞然大物才能正常工作。

当我们被氧化分解、能量迸发的同时，就是我们告别人体旅行的时候了，我们瞬间化作二氧化碳和水，而这些二氧化碳和水又会辗转来到植物界，植物通过光合作用，又会产生新的糖。

也许对于你们人类来说，我们糖类这么短暂的一生算不了什么，但是在我们眼中，如此短暂的一生却完成了非常艰巨的任务，是无比光荣的一生。这就是糖糖我的前世今生。

第二章
解密糖尿病

一、了解糖尿病

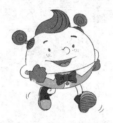

1. 糖尿病的发生之谜：
糖糖受困，旅行受阻

什么是糖尿病？为什么人类会发生糖尿病呢？人体是我们糖类的第二故乡，上一章糖糖我讲解了糖在人体的旅行过程，但我们的人体之旅却经常会遇到麻烦，遇到一些我们无法逾越的障碍，比如：原本定居在肝脏内的糖原接到错误的命令去了血液；原本应该进入肝脏的葡萄糖无法在肝脏住下来……由于这些障碍的存在，我们的旅行脱离了原来的计划，无奈的我们无法到达下一站，只能在血液中游荡，并最终走到肾脏，通过尿液离开人体。

这是一个令人伤心的结局，因为虽然经历了漫长的人体旅行，但我们却未能实现"能量供应计划"。后来

Chapter **2**

我们才知道，旅行的失败不是因为我们糖类无能，而是因为我们旅居的人体生病了，这种病有一个形象的名字——糖尿病，也就是血液中的葡萄糖浓度很高却不能很好地被利用供能的一种病。

我简单总结一下：糖尿病是一种慢性、全身性、代谢性、进展性疾病，以血糖升高为特征，是由胰岛素分泌缺陷和（或）作用障碍引起的糖、脂肪、蛋白质代谢紊乱。

在维持血糖稳定的过程中，血糖、胰岛素、胰岛素受体等发挥着重要的作用。血糖好比是重要的物资，胰岛素好比是火车，而胰岛素受体则是车站。缺乏胰岛素就好像是没有火车，如此一来，重要物资就不能及时送达需要它的地方；胰岛素抵抗好比是火车老化，跑得慢，所以也不能将重要物资及时送达；胰岛素受体的缺陷好比是车站建设得不好，

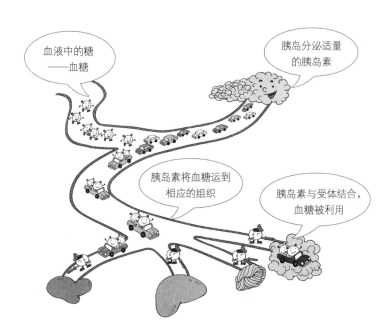

胰岛素与血糖转运

火车驶不进站，重要物资无法卸货，因此也不能及时到达需要它的地方，只能在半路上游荡，最终的结局是急需物资的地方发生了物资紧缺，而物资则一直在路上。再来看看糖尿病，因为出现了运输障碍，葡萄糖只能停留在血管中，使得血糖很高；而需要血糖供应的组织器官因为得不到有效的葡萄糖供应，所以呈现缺糖"饥饿"状态。

2. 糖尿病的特点："一个中心，两个基本点"

前面我们说了，糖尿病是一种慢性、全身性、代谢性、进展性疾病，以血糖升高为特征，是由胰岛素分泌缺陷和（或）作用障碍引起的糖、脂肪、蛋白质代谢紊乱。归纳起来就是"一个中心，两个基本点"：一个中心就是以血糖升高为中心，任何类型的糖尿病，其本质特征都是血糖升高；两个基本点就是胰岛素分泌缺陷和胰岛素作用障碍，即胰岛β细胞功能缺陷和胰岛素抵抗。

3. 糖尿病的典型症状："三多一少"

"三多一少"是指多饮、多尿、多食和体重减轻。对于"三多一少"，大家应该予以高度重视。

我们来看一个例子：李爷爷原本有着幸福的生活，刚刚退休的他正要开始惬意的老年生活，不想却患上了糖尿病，人变得越来越憔悴，生活也越来越没了热情，更糟糕的是，正常的饮食起居也变成了煎熬，一晚要起夜五六次，2个小时不到就要起来尿尿，晚上根本睡不好，平时不敢多喝水，生怕尿急找不到厕所，但不喝水嘴又干渴难耐。除此之外，李爷爷最近俨然成了"大胃王"，饭量增加了很多，但奇怪的是，无论他怎么放开肚皮吃，可总是觉得饿，吃得多体重还直往下降；喝水也是，嘴老是干干的，即使多喝水，也很难解决口干的问题，倒是不停地跑厕所，喝得越多，跑得越勤，真把李爷爷折磨得够呛。

　　想必很多糖友都有过这样的经历，这就是典型的糖尿病"三多一少"症状。为什么糖尿病会出现"三多一少"症状呢？这是因为在糖尿病患者体内糖代谢的过程发生了紊乱，我们糖类的人体旅行计划乱了套，当血糖升高到一定水平，超过肾排糖的阈值时，我们糖类只有从尿中离开人体，这样一来就会导致多尿，人体则会因为失水而导致多饮；大批的糖还没有发挥能量供应的作用就从尿液离开了人体，人体内就会发生能源危机，全身的细胞得不到能量，一个个哭着喊饿，主人就不得不通过多吃东西来维持生存。因此，从表面上看，就出现了"多饮、多尿、多食"的症状了。

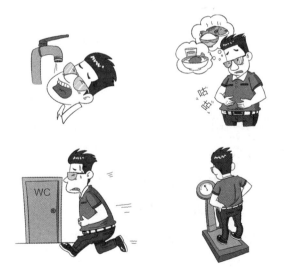

糖尿病的典型症状

4. 吃得多，为什么体重还会减轻

大家可能感到很奇怪：糖尿病患者吃得那么多，怎么体重不升反降呢？下面我就来给大家解释解释。糖尿病患者体内的糖还没发挥作用就离开了人体，人体细胞得不到糖的能量供应，就只好转而求助于脂肪和蛋白质了。身体内的脂肪和蛋白质通过特殊的途径，在各种酶的帮助下分解，释放能量。这样一来，体内的脂肪和蛋白质被大量消耗，再加上水分的丢失，所以病友的体重不断减轻，从而出现形体消瘦，严重的体重可以下降数十斤，以致疲乏无力、精神不振、睡不好觉，这些都是糖尿病惹的祸。

5. 得了糖尿病就会有"三多一少"的症状吗

糖糖提醒大家：并非所有的糖尿病患者都会出现"三多一少"的症状，甚至有些糖友没有明显的糖尿病症状，而仅出现合并症的表现，如视物模糊，无原因的周身皮肤瘙痒或反复起疖子，女性病友外阴瘙痒，频繁的尿路感染，脚后跟发凉，四肢麻木或疼痛，等等。发现以上情况，应立即去找医生寻求帮助，以及早发现糖尿病。当然，要想及早发现糖尿病，不能等到出现了症状才去检查，要注意平时的健康体检。

顺便说一下，大家千万不要用症状来判断糖尿病，有症状当然可以作为依据，但没有症状也不能掉以轻心。就像同样是一米八的两个壮汉，一个可能一斤白酒都不醉，另一个则可能二两白酒下肚就醉得一塌糊涂了，这是因为他们体内解酒酶的能力不一样，所以酒量也不同。因此，我们不能光凭外表来判断一个人的酒量。诊断糖尿病也是一样的道理，不能光凭有没有症状来判断，因为不同的人耐受程度不一样。

Chapter **2**

二、解析糖尿病的病因

在与糖尿病相伴的日日夜夜里，糖糖经常看见糖尿病患者面对着一片美味的西瓜叹气，跟他的家人、朋友絮絮叨叨地讲述他患病以来的生活。通过他们的讲述，糖糖知道了糖尿病发生的始末，知道了糖尿病让他们的生活发生了翻天覆地的变化。是什么导致了这一切呢？糖糖我就来给大家详细说说。

1. 血糖的来龙去脉

血糖即血液中的葡萄糖，通常用来指血浆血糖浓度。血糖有三个来源，首先是食物，食物是血糖的主要来源；其次是储存的糖原分解，糖原分解是维持空腹血糖稳定的关键；最后是身体里新合成的糖，即非糖物质在体内转化而成的葡萄糖。

血糖的去路也有三个：一是氧化分解给身体提供能量；二是以糖原的形式储存于肝脏和肌肉中；三是转化为其他的糖和非糖物质（如脂肪、蛋白质等）。

如果血糖过高，超过了肾糖阈，葡萄糖就会从尿中排出，出现尿糖阳性。

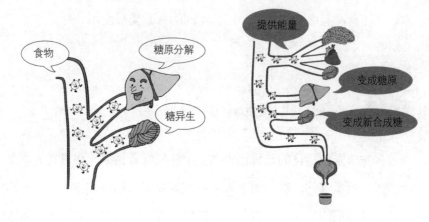

血糖的来源与去路

2. 胰岛素——糖代谢的关键

随着科学的进步，人们逐渐发现了很多疾病的发生原因，其中也包括糖尿病。下面咱们就来看看糖尿病的发病原因是什么。

我们糖类在人体中的旅行得到了很多物质的鼎力相助，其中最重要的一种叫作胰岛素。胰岛素的作用十分强大，它能与体内的胰岛素受体结合，下达命令，加速葡萄糖的利用，抑制葡萄糖的生成，这样既增加了血糖的去路，又减少了血糖的来源，所以能够起到降低血糖的作用。

胰岛素来自人体的胰岛，胰岛的 β 细胞就是生产胰岛素的工厂。胰岛在控制人体血糖浓度、调节能量代谢的"大工程"中起着重要的作用。不得不说，胰岛素是糖代谢的关键！

3. / 当胰岛遇到麻烦

然而，这个身负重任的胰岛却常常因为压力太大而出现"问题"。在某些先天因素或者后天因素的影响下，胰岛 β 细胞的功能会出现障碍，胰岛素的产量会因此减少，或者作用无法充分发挥，糖尿病因此就会与我们不期而遇。

人们常说的 1 型糖尿病、2 型糖尿病就和胰岛功能有相当大的关系，特别是 1 型糖尿病。因为自身免疫系统缺陷、遗传等多种原因，1 型糖尿病病友的胰岛 β 细胞被破坏，因此无法产出高质量的胰岛素，缺少了胰岛素，糖代谢过程就会遇到障碍，血糖自然就居高不下了。2 型糖尿病的发生则主要与胰岛素无法充分发挥作用有关，胰岛素分泌的量不足，以及胰岛素无法与体内的胰岛素受体结合（即胰岛素抵抗）都是引起 2 型糖尿病的原因，早期主要是胰岛素抵抗。

由此看来，胰岛素在能量代谢过程中所起的作用是举足轻重的，它出了问题，人类就会因此而遭受病痛。

三、糖尿病的危害——可怕的并发症

1. / 来势汹汹的急性并发症

曾经亲眼目睹一位病友恶心、呕吐不止，小腿肌肉痉挛，脸上的表情异常痛苦，呼吸也变得深而急促。医生赶到后对他实施了积极的抢救，慢慢地，他恢复了正常。医生说，这位病友的表现是典型的糖尿病酮症酸中毒，这种并发症来得很快，需要及时抢救。

下面就让我们通过一个表格来了解一下糖尿病的几种急性并发症：

糖尿病急性并发症的表现

急性并发症	临床表现	实验室检查
酮症酸中毒	烦渴、多饮、多尿、夜尿增多；疲乏无力；视物模糊；呼吸深大；腹痛、恶心、呕吐；小腿肌肉痉挛	血糖明显升高，代谢性酸中毒，尿糖及尿酮体阳性
高血糖高渗性昏迷	严重脱水，进行性意识障碍	严重高血糖，血浆有效渗透压升高，尿糖强阳性，无明显酮症
乳酸性酸中毒	疲乏无力，恶心、厌食或呕吐，呼吸深大，嗜睡等。大多有服用双胍类药物的历史	有明显的酸中毒，但血、尿酮体不升高，血乳酸水平升高

糖尿病的急性并发症需要及时诊治。广大病友要了解这些并发症，以便急性并发症发生时，自己能及时、积极地去医院诊治，做好检查，在最短的时间内得到救治，把并发症的危害降到最低。

2. 不可忽视的慢性并发症

急性并发症虽然可怕，但只要通过积极的抢救，就可以将病友的痛苦降到最低，对未来的生活也不会有太大的影响。而慢性并发症却会在不知不觉之中夺走你的双眼、肾脏或者双足。慢性并发症是长期血糖控制不好导致的恶果，这有点儿像滴水穿石，长期高血糖将人体这块石头给滴穿了。

眼部并发症

白内障！青光眼！视网膜血管阻塞！缺血性视神经病变！当人们听到这些名词时，会自然而然地联想到那暗无天日的情景。眼睛是"心灵的窗户"，人类格外爱护自己的双眼。然而白内障、青光眼等疾病夺去了太多人用视觉享受人生的权利，这些人中有很多是糖尿病病友。据统计，2 型糖尿病成年病友中，有 20% ～ 40% 会出现视网膜病变，8% 的病友视力丧失。糖尿病病友的高血糖以及可能伴有的高血压、血脂异常等会引起眼底的微血管瘤、出血、硬性渗出、棉絮斑、视网膜内微血管异常、静脉串珠样改变，这些情况继续发展，将导致更为严重的白内障、青光眼。

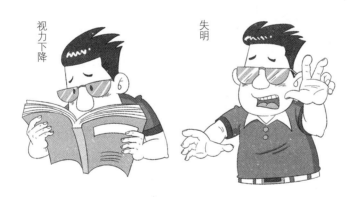

糖尿病视网膜病变的危害

肾脏并发症

肾功能衰竭！即使是不懂医学的人看到这个名词恐怕也会心头一震。肾脏作为人体重要的器官，被看作是生命之基。然而，糖尿病一直对你的肾脏虎视眈眈。持续的高血糖状态会残酷地伤害病友肾脏的微血管，摧毁肾脏的营养通道，让原本生机勃勃的肾脏变得食不果腹，于是，肾脏慢慢就吃不消了。从最初的尿液中出现少量白蛋白到大量白蛋白尿和血清肌酐水平升高，最终导致肾功能衰竭，一旦肾功能减退到了如此的境地，病友就需要通过透析或者做肾移植来维持生命了。对此，我只能不停地叮嘱广大病友：每年去做一次肾功能筛查，多关爱你的肾吧！

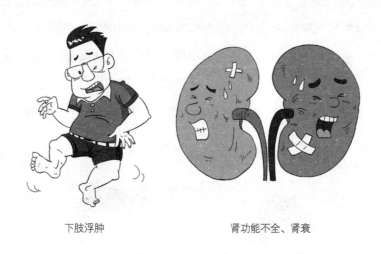

下肢浮肿　　　　　　　　　　肾功能不全、肾衰

糖尿病肾病的危害

糖尿病足病

自从千百万年前，人类开始直立行走，跨出具有历史性意义的一步起，双足就成了人类引以为傲的资本。然而，我在病房里看到的那一幕幕可怕的场景，让我既揪心又难过。据科学家统计，糖尿病病友下肢截肢的相对危险性约为非糖尿病病友的 40 倍，15% 左右的糖尿病病友会在其一生中发生足溃疡。双足的危难都是由于糖尿病引起的神经病变和血管病变而造成的，一旦足溃疡引起感染，你们引以为傲的双脚就会渐渐变成各种细菌的天下，溃疡和感染造成的伤口简直是不堪入目。

Chapter 2

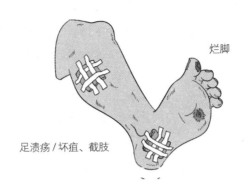

烂脚

足溃疡/坏疽、截肢

糖尿病足的危害

3. 糖糖的护足忠言

糖友为何易烂脚

① 糖友存在神经病变，对疼痛不敏感，当足部出现破损后常常感觉不到，因而病变逐渐扩大，出现感染。

② 糖友本身抵抗力低下，免疫功能不如常人，所以细菌、霉菌等病原体容易长驱直入。

③ 糖尿病常合并大血管病变，局部供血不良，使局部皮肤对外来的致病微生物抗御能力下降。

④ 糖友皮肤组织中含糖高，容易为入侵病原体提供丰富的营养，加速其繁殖扩散。

如何有效预防糖尿病足

① 坚持遵医嘱服药，严格控制血糖。

② 不穿过紧的鞋子，袜子尽可能柔软透气，一次步行距离不宜过长。

③ 养成每天散步的好习惯，这对促进局部血液循环，增强足部皮

肤的抗感染能力大有好处（但不建议赤脚行走）。

④ 细心观察双足，一有破损或感染应及时处理，不可拖延。特别是对伤口感染，要系统采用抗生素治疗，务求彻底，不可因伤口小、无疼痛而掉以轻心。

⑤ 一旦发现足部出现明显的溃疡病灶，应立即去医院请有经验的医生处理。对溃疡处理的及时与否，是能否保住双脚不被截肢的关键所在。如果形成严重的坏疽，就是再高明的医生也回天乏术，只有截肢一条路可走。

留心糖尿病足的危险因素

① 有足部溃疡史或截肢史。

② 爱赤脚行走。

③ 视力差。

④ 年龄大。

⑤ 存在肾脏病变。

⑥ 存在下肢麻木、感觉减退、疼痛尤其是夜间疼痛的情况。

⑦ 双脚在休息时疼痛，足背动脉搏动明显减弱或消失。

⑧ 下肢皮肤颜色暗红、发紫，水肿，足部干燥。

⑨ 存在骨关节畸形。

具有危险因素的糖友的足部护理

① 每天检查双脚，特别是脚趾缝间。

② 定期洗脚，洗脚水的温度应不高于 37 摄氏度，洗完后用干燥而柔软的毛巾擦干，尤其是脚趾缝间。

③ 不宜使用热水袋或电暖器等直接给脚取暖。

④ 避免赤脚。

⑤ 穿鞋前先检查鞋内是否存在异物或异常。

⑥ 不穿过紧的或有毛边的袜子或鞋子。

⑦ 如果皮肤干燥，可用油膏类护肤品。

⑧ 每天换袜子，不穿高过膝盖的袜子。

⑨ 水平修剪指甲。

⑩ 由专业人员处理过度角化的组织。

四、正确认识糖尿病

1. 糖尿病不是传染病，咱不怕

糖尿病是与人类历史相伴的疾病。早在公元前 1550 年，古埃及人就描述了"多尿"这一症状。印度梵文古医书中对糖尿病有这样的描述："这是一种非常可怕的痛苦，在人类中并不经常出现，患者溶化的肌肉和肢体流入尿中。患者的小便就如同开了闸门的渡槽，再也不能停止。患者的生命是短暂的、不愉快的、充满痛苦的。无止境地饮水，却与大量的尿液不成比例，并且还会引起更多的排尿。人们无法控制这些患者的饮水或小便，如果让这些患者禁饮片刻，他们的嘴会变得非常炙热，他们的身体会干枯，内脏好像会被烧焦，患者将会反复出现恶心、疲劳、烦渴，并且过不了多久，他们就会死亡。"我国最早的关于糖尿病的记录见于公元前 400 年的《黄帝内经》一书中。最初，医生发现这类患者有明显的口渴、多饮、多尿，所以称之为"消渴症"。后来，医生发现这些患者排出的尿液有甜味，晾干后有结晶，并可招引蚂蚁叮爬，有人尝了患者的尿液，结果发现是甜的。糖尿病的英文名称是"diabetes mellitus"，其中"diabetes"是多尿的意思，而"mellitus"的词根来源于希腊文，意思是"像蜜一样的"，"diabetes mellitus"的直译是"尿似蜜一样"。可见，无论在东方还是在西方，人类对糖尿病的认识是一致的。当前，随着社会的发展与进步，人民的生活水平不断提高，糖尿病的患病率逐年增高。糖尿病虽然是一种非常可怕的疾病，但随着科学的发展，人类对糖尿病认识的逐渐加深，糖尿病患者完全可以带病长寿，颐养天年。下面，就让糖糖带大家去了解一下糖尿病的历史吧。

1889年，德国医生冯·梅林和俄国病理学家闵可夫斯基为研究胰腺功能，切除了一只狗的胰腺，结果发现这只被切除胰腺的狗排出的尿液招引来成群的苍蝇，他们随即联想到糖尿病患者的尿是甜的，于是判断狗患了糖尿病。他们认为"胰腺分泌的某些东西，当它们缺少时，将导致糖尿病的发生"。此后，另一名德国医生保尔·朗格尔汉斯发现，在胰腺中有一连串的、小的、分散的细胞团，它们能分泌"降低血糖的物质"。后来，人们将这些细胞团命名为"朗格尔汉斯胰岛"。比利时的梅尔医生将这种从"朗格尔汉斯胰岛"中分泌出来的、有可能有降低血糖作用的物质称为"insulin"（即胰岛素）。由此可以看出，胰岛素在被提取出来之前，就已经被命名了。1921年，加拿大医生班廷和生理学家贝斯特从狗胰腺中提取出了胰岛素，使糖尿病的病因和治疗研究有了重大突破，为此班廷他们二人荣获诺贝尔生理学或医学奖。由此可知，胰岛素不足是造成血糖升高的主要原因。20世纪50年代，罗莎琳·雅洛等人建立了放射免疫方法，使测定血浆胰岛素水平成为可能。但研究发现，部分糖尿病患者血中的胰岛素水平并不低，反而很高。进一步研究发现，胰岛素是否发挥作用，还取决于胰岛素本身质量的好坏、血中对抗胰岛素作用的物质有多少、细胞接受胰岛素能力的强弱以及细胞本身信号传导是否通畅等众多因素。也就是说，任何原因造成胰岛素分泌量不足，或是胰岛素质量差（结构变异），或是对抗胰岛素的物质产生过多（如胰岛素抗体、升糖激素等），或是细胞接受胰岛素的功能减弱（受体和受体后缺陷），都能造成胰岛素的不足，形成高血糖。后三种原因如果持续存在，可使胰岛 β 细胞长期处于为维持血糖正常而过度分泌的状态，最终出现功能衰竭，转变为胰岛素分泌量的绝对不足。最新研究结果显示，糖尿病是多种综合因素引起的内分泌代谢异常性疾病。其中一小部分有明确的病因，如胰腺部分损伤或阙如（肿瘤、外伤、炎症、药物毒性作用等因素），使胰岛的数量减少，导致胰岛素分泌不足；或者任何一种升糖激素分泌过多（肿瘤或增生），直接对抗胰岛素的作用，使血糖升高等，我们称之为继发性糖尿病。或者是由于遗传的原因，某些特定的基因存在缺陷，使细胞利用葡萄糖的能力下降，引发糖尿病。但大部分糖尿病患者的病因不是很明确，从大的方面讲，发病可能与遗传、种族、病毒感染、自身免疫、营养状况和肥胖等因素有关，按现有检查水平，还不能完全确定具体的病因。

从上面所讲的病因及现代研究结果来看，糖尿病不是传染病，完全不必听到谁得了糖尿病而大惊小怪，糖尿病可控可防，不会传染，活过八九十岁的糖尿病病友一大把，还有活 106 岁的糖尿病老人呢，糖尿病患者完全可以享受自己快乐的生活。

2. 糖尿病患者的健康生活

简单地说就一句话："饮食有节，起居有常。"这可是老祖先告诉我们的，它是《黄帝内经》中的原话，讲的是养生之道，对糖尿病患者再合适不过，再细致下去就是"管住嘴，迈开腿，粗茶淡饭，七八分饱"。下面糖糖我就为大家逐一道来。

对于糖尿病，许多人虽早有耳闻，但不到自己亲身经历，一般是不过问的。其实，即使是健康者，也应该注意如何保健。对于有糖尿病易患因素者，更应注意预防该病的发生。一旦得了糖尿病，就应该正视现实。这时已经不是你自己承认不承认的问题了，也没有机会去选择是否要得糖尿病了，而应该一心一意地考虑如何去治疗糖尿病。

首先得去看病，进行一些必要的检查，了解一下自己的糖尿病发展到了什么程度，有没有什么并发症。再就是通过看一些有关糖尿病的书籍，有条件者可以参加糖尿病知识讲座，多了解糖尿病的知识，争取对自己的病情有比较全面的掌握，对医生提出的治疗方案能够理解，这样才能更好地配合治疗，使病情得到控制。

糖尿病是一种慢性病，也可以称之为终身性疾病，因此，我们要有长期与之斗争的思想准备，用毛主席的战略思想来说就是要打持久战。下决心改变自己原来一些对病情不利的生活习惯，重新调整生活、工作规律。这里要克服两种不好的倾向，第一种倾向是不重视，尤其是初诊的患者，认为糖尿病不耽误吃喝，有没有并发症没关系，不用认真对待；再就是一些老年患者，认为反正没几年活头儿了，随它去吧，乱吃乱喝。第二种倾向是精神压抑、谨小慎微、钻牛角尖，患者抱怨自己的命运不佳、得了绝症，终日烦恼、焦虑，静不下心来；更有一些人总是幻想着出现奇迹，有个仙丹妙药能解除病痛，不愿听医生的劝告，四处求方寻药，舍出重金，甚至不惜以身试"百药"；特别是一些需用胰岛素治疗的患者，只想着打针麻烦，不考虑为什么要打，不打会怎么样，磨磨蹭

Chapter 2

蹭，犹豫不决，直到并发症出来，甚至昏迷被送进医院，再用药就晚了。到头来，苦的还是自己。

想控制好糖尿病，获得满意的疗效，必须靠自己的努力，记住：幸福有一半掌握在自己手中，医生发挥另一半作用，起到指导和帮助的作用。对于糖尿病的治疗，大部分时间都属于自己，千万不能听之任之。只要医患之间良好合作，糖尿病是可以控制住的，患者不但可以有与正常人一样的寿命，而且可以保持较好的生活质量。

总之，对待糖尿病：第一，要有正确的态度，主动、认真，既不要过于紧张、悲观失望，也不要满不在乎。第二，要及时就诊，查明情况，在医生的指导下开始治疗，不要怕麻烦，要讲究实效。第三，学习糖尿病知识，在一定程度上做到心中有数，配合医生尽快控制病情。第四，要有耐心，做好长期与疾病做斗争的准备，戒烟酒，养成良好的生活、卫生习惯，坚持锻炼身体。第五，定期到医院复诊，及时调整治疗。

糖尿病虽然是终身性疾病，目前还不能被治愈，但能控制，治疗的关键在于自我管理，控制好了可以和正常人一样健康生活！中国最长寿的糖尿病患者活到了 106 岁，她就是我们后面专门会讲的宋美龄女士。希望您能够成为打破纪录的人！

五、糖尿病现形记——糖尿病的诊断

糖尿病是一组因胰岛素分泌缺陷或 / 和胰岛素作用缺陷引起的、以高血糖为特征的代谢性疾病，长期的高血糖会损害许多组织器官（尤其是眼、肾、神经、心脏、血管），导致其功能障碍、衰竭。目前，糖尿病分 4 大类，分别是 1 型糖尿病、2 型糖尿病、妊娠期糖尿病和特殊类型糖尿病。

符合以下 3 条之一者即可诊断为糖尿病，但必须在随后的另一天里重复任何一条以确诊：①有糖尿病症状（如多尿、多食、不明原因的消瘦）加上随机血糖≥ 11.1 毫摩尔 / 升。随机血糖指一天中任何时间的血糖。②空腹血糖≥ 7.0 毫摩尔 / 升。空腹血糖指禁食至少 8 小时后的血糖。③ 75 克糖 OGTT（糖耐量试验）2 小时血糖≥ 11.1 毫摩尔 / 升。

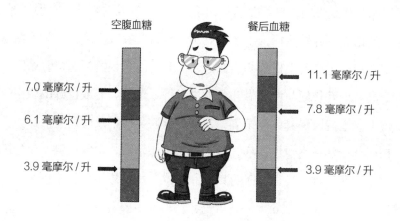

世界卫生组织糖尿病诊断标准（1999 年）

第三章
如何预防糖尿病

一、防治糖尿病，早发现、早控制，刻不容缓

1. 亡羊补牢、水滴石穿皆不宜

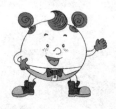

　　由于社会的发展、生活水平的提高、饮食结构的改变以及少动多坐的生活方式等因素，代谢性疾病的发病呈现出"与时俱进"的状态，比如糖尿病、非酒精性脂肪肝、高尿酸血症、脂代谢异常等代谢性疾病的发病率迅猛增长。特别值得一提的是糖尿病，近年来全球糖尿病发病率增长迅速，糖尿病已成为第三大威胁人类健康的慢性疾病，在中国已经有接近 1 亿的糖尿病大军，还有 1.5 亿的糖尿病后备军，并且数据还在不断攀升。糖糖我告诉大家，生活条件改善了，生活水平提高了，但真正意义上的生活可能并不甜蜜，许多朋友工作忙，进餐不规律，时常不能按时吃饭；平时的体育锻炼又比较少（生活那个累，哪有时间去锻炼），睡的时间都不够，

Chapter 3

更谈不上定期去医院体检了，长年累月下来，这部分人就容易发生代谢性疾病，特别是糖尿病、高尿酸血症等。在我糖糖的经历中常遇见下面两类人，他们虽然能够定期去体检，但体检发现血糖升高后的态度却截然不同：

亡羊补牢型：有些人体检后发现血糖明显升高，早已经达到糖尿病的诊断标准，可是并没有什么糖尿病症状，患者自我感觉还可以，同时又害怕就医吃药，特别是终身服药，于是就将检查单束之高阁。结果几年后出现了视力模糊、四肢麻木疼痛、全身浮肿甚至心肌梗死等糖尿病并发症时才老老实实治疗。

水滴石穿型：还有些人体检发现血糖高但又不够糖尿病的诊断标准，也就是说还处于空腹血糖受损阶段。他们一听说还不是糖尿病，警惕性就放了下来，也不进一步做糖耐量试验和检查餐后血糖。生活上也不太注意，想吃就吃，结果几年后病情加重，有的甚至到出现了明显的并发症时才恍然大悟。短时间的轻度高血糖不可怕，但长期高血糖的后果就比较严重了，就像滴水的力量很小吧，可你如果忽视它的话，时间长了却可以穿石。

糖糖我告诉大家一个不是秘密的秘密：其实多数 2 型糖尿病发病很隐蔽，一般认为诊断为 2 型糖尿病的人，实际上胰岛功能的损害可能已经有 10 年的时间了，糖尿病并发症可能已经存在了。因此，早诊断、早治疗、早获益非常重要。

2. 预防糖尿病的四个锦囊妙计

体检发现血糖高了该怎么办呢？让糖糖我给您四个锦囊妙计吧！

　　首先，定期体检。就像部队保持战斗力要定期检阅一样。到医院做进一步的检查（如糖化血红蛋白测定、口服糖耐量试验），明确有无糖尿病。如明确诊断为糖尿病，应和糖尿病专业医生交流，根据您的具体情况制订相应的饮食、运动、药物治疗计划。糖尿病治疗的个体化非常重要，不能看别人怎么治自己就怎么治。如果尚处于糖尿病前期，也应制订相应的饮食、运动计划，必要时可以辅以药物治疗。

　　其次，解放思想。不要认为血糖轻度升高没什么关系，要认识到糖尿病属于终身性疾病，目前尚不能根治，饮食、运动、药物治疗均要持之以恒，不能因无明显自觉不适就放松警惕甚至停药。要定期进行血糖和相关并发症的检查，并及时调整治疗方案。

　　再次，坚定信念。不轻易听信广告，尤其是说能根治、能停药、不需控制饮食的，那肯定是骗人的。另外，有些保健食品经常冒充药物，在购买的时候要注意是国药准字还是食准字。最好到书店买几本关于糖尿病饮食、运动、注意事项等知识的书籍，血糖控制的好坏和您所掌握的糖尿病知识直接相关。

　　最后，量身订制。血糖受饮食、疾病、睡眠、情绪等多种因素的影响，不要因为一次血糖波动而随意调整治疗方案。长期高血糖容易导致各种并发症的发生，但低血糖的风险更大，所以要根据自身情况，和糖尿病专业医生一起确定一个适当的血糖目标。

　　扁鹊见蔡桓公的故事大家都很熟悉，希望大家千万别学蔡桓公，希望大家珍惜每一次的体检，认真对待检查结果，做到早发现、早干预。拥有健康的体魄才能更好地为社会服务。有人说常跑医院、定期体检是怕死，其实不应该说是怕死，应该说是珍惜自己的生命，说明这个人是一个负责任的人，是一个对自己、对家庭、对社会负责任的人。

3. 早期发现，意义重大

由于生活水平提高、饮食结构改变及少动多坐的生活方式等因素，全球的糖尿病发病率增长迅速，糖尿病已成为第三大威胁人类健康的慢性疾病。早期发现糖尿病意义重大，以中山大学附属第三医院牵头的关于 2 型糖尿病患者的中国研究证实了早期新诊断的糖尿病患者尽早进行强化治疗将带来意想不到的治疗效果，强化治疗不仅能很好地保护和改善胰岛 β 细胞功能，并且 3 年内有接近 50% 的患者可以达到病情缓解。不用服药、打针，仅通过运动和饮食控制就可以将血糖控制在正常范围，这是一件多么令人振奋的事。现代社会，很多年轻人工作压力大，劳动强度高，劳累了一天后，很少有精力和时间再进行规律的运动了，所以，年轻人也需要提高对糖尿病的警惕。

2 型糖尿病起病隐匿，往往没有典型的多饮、多尿、多食、体重减轻（消瘦）的"三多一少"症状，有些则以不典型的临床表现在其他科室就诊时发现了糖尿病，所以，识别糖尿病易感人群和认识糖尿病非典型症状对早期发现糖尿病意义重大。

糖尿病易感人群

糖尿病易感人群或者高危人群是指目前血糖正常，但是患糖尿病的危险性较大的人群。

2 型糖尿病高危人群具有以下特征：

① 有糖调节受损（即糖尿病前期）史；

② 年龄 ≥ 40 岁；

③ 超重、肥胖，体质指数（BMI）≥ 24，男性腰围 ≥ 90 厘米，女

性腰围≥ 86 厘米；

④ 一级亲属中有 2 型糖尿病患者；

⑤ 属于高危种族；

⑥ 有巨大儿（出生体重≥ 4kg）生产史及妊娠糖尿病病史；

⑦ 患有高血压（血压≥ 140/90mmHg）或正在接受降压治疗；

⑧ 血脂异常，高密度脂蛋白胆固醇（HDL-C）≤ 35 毫克 / 分升（0.91 毫摩尔 / 升）及甘油三酯（TG）≥ 200 毫克 / 分升（2.22 毫摩尔 / 升），或正在接受调脂治疗；

⑨ 心脑血管病患者，静坐生活方式者，有一过性类固醇诱导性糖尿病病史者；

⑩ BMI ≥ 30 的多囊卵巢综合征（PCOS）患者；

⑪ 严重精神病患者和（或）长期接受抗抑郁症药物治疗的患者。

糖尿病的非典型症状

2 型糖尿病起病隐匿，许多人常没有明显的症状。除了多饮、多食、多尿者应该警惕糖尿病外，当您出现以下非典型症状时也需要注意是否患上了糖尿病：

① 有反应性低血糖，即午晚餐前心慌、手抖、出汗等；

② 体重减轻但找不到原因，特别是原来肥胖，近来体重减轻；

③ 易患疖痈，尤其在冬季；

④ 反复患尿路、胆道、肺部或其他部位感染；

⑤ 男性阳痿，妇女外阴瘙痒而非滴虫、霉菌感染；

⑥ 有感觉障碍、疼、麻等周围神经炎症状；

⑦ 较早出现白内障或视力减弱。

糖糖建议高危人群重视健康体检，及时进行糖尿病筛查，除检查空腹血糖外还应做 OGTT。这样才可以发现早期糖尿病。标准、规范的 OGTT 检查是正确诊断的前提。

Chapter 3

二 了解 OGTT

中国目前是全球范围内糖尿病患者最多的国家，所以控制糖尿病刻不容缓。控制糖尿病，早期诊断意义重大，定期体检势在必行。OGTT 是诊断糖尿病的主要手段之一，普通的体检只查空腹血糖，对早期糖尿病患者容易漏诊。所以，充分了解 OGTT 非常有必要，规范的 OGTT 检查是保证正确诊断的前提。OGTT 不仅可以诊断糖尿病，更重要的是可以发现糖尿病前期人群，对糖尿病前期人群进行干预治疗可显著延迟或预防 2 型糖尿病的发生。

1. 什么人应该做 OGTT

糖尿病的高危人群应该做 OGTT。关于糖尿病高危人群都具有哪些特征，我们在前面已经讲过。

2. 如何根据 OGTT 结果判断糖尿病发展阶段

在对高危人群进行 OGTT 的过程中，空腹血糖和服用葡萄糖水后 2 小时（负荷后 2 小时）血糖是非常重要的，可以据此采用世界卫生组织 1999 年的糖尿病诊断标准（见下表）进行分析。

糖代谢分类

糖代谢分类	空腹血糖（FBG）（毫摩尔/升）	负荷后2小时血糖（毫摩尔/升）
正常糖调节（NGR）	< 6.1	< 7.8
空腹血糖受损（IFG）	6.1 ~ 7.0	< 7.8
糖耐量低减（IGT）	< 7.0	7.8 ~ 11.1
糖尿病（DM）	≥ 7.0	≥ 11.1

注：此表中所示均为静脉血浆葡萄糖值。

如果筛查结果正常，3 年后重复检查。糖调节受损者是最重要的 2 型糖尿病高危人群，空腹血糖受损（IFG）或糖耐量低减（IGT）统称为糖调节受损。每年有 1.5% ~ 10% 的 IGT 患者进展为 2 型糖尿病。

3. 怎么做 OGTT 才准

OGTT 的方法

① 早晨 7 ~ 9 时开始，受试者空腹（8 ~ 10 小时）取血后口服溶于 300 毫升水的无水葡萄糖粉 75 克（若用含有一分子水的葡萄糖则为 82.5 克），儿童按每千克体重 1.75 克给予，总量不超过 75 克，糖水在 5 分钟内服完。

② 从服第一口糖水开始计时，于此后 30 分钟、1 小时、2 小时分别在前臂采静脉血测血糖。

③ 试验过程中，受试者不能喝茶及咖啡，不能吸烟，不做剧烈运动，

Chapter **3**

但无须绝对卧床。

④ 血标本应尽早送检。

⑤ 试验前 3 天，每日碳水化合物摄入量不少于 150 克。

⑥ 试验前 3 ~ 7 天停用可能影响试验结果的药物，如避孕药、利尿剂和苯妥英钠等。

OGTT 的注意事项

① 为了保证测试结果的准确性，OGTT 试验应尽可能依据静脉血浆血糖，而不是毛细血管血糖检测结果。

② 急性感染、创伤或其他应激情况可影响血糖数值，应在病愈后恢复正常活动时再进行 OGTT 试验。

③ 对已确诊为糖尿病的患者不再进行 OGTT 试验，因为 OGTT 检查不能用来监测血糖控制的好坏。

④ 对已进行胃切除术的患者，口服葡萄糖后，葡萄糖快速被小肠吸收，血糖会在短时间内急剧升高。这类特殊疾病生理情况下葡萄糖的吸收异常，对诊断糖尿病无价值，故此类患者不宜进行 OGTT 试验。

三　一支特殊部队——糖尿病后备军

1. 什么叫"糖调节受损"

糖糖我刚刚讲"糖尿病高危人群"时提到了"糖调节受损"。相对于"糖尿病"而言，知道"糖调节受损"的人并不多，在此，糖糖非常负责任地告诉大家："糖调节受损"不可小视，糖调节受损人群是 2 型糖尿病最重要的高危人群，是糖尿病大军的后备军。

"糖调节受损"可分为三种情况：①空腹血糖≥6.1毫摩尔/升，但低于7.0毫摩尔/升，而餐后血糖正常，这种情况称为空腹血糖受损（英文简写为IFG）；②空腹血糖正常，而餐后2小时血糖≥7.8毫摩尔/升，但<11.1毫摩尔/升，这种情况称为糖耐量低减（英文简写为IGT）；③空腹血糖受损和糖耐量低减并存，即IFG+IGT。

一般认为，所有糖尿病患者在其发病过程中都要经历"糖调节受损"阶段。"糖调节受损"者被认为是潜在的糖尿病患者群或糖尿病"后备军"。如果不加干预，每年约有10%会自然转变成2型糖尿病。

看到这些介绍，您可千万不要惶恐不安，糖糖的本意不是让大家紧张和恐惧，而是希望大家能够更加了解糖尿病、认识糖尿病，积极做好糖尿病的预防工作。"糖调节受损"就像糖尿病的儿子，它虽然可怕，但是威力跟糖尿病比是九牛一毛，不信，听我接着往下说。

研究发现，有"糖调节受损"的人，虽然微血管病变很少见，但发生大血管病变，如中风、冠心病及外周血管病变的危险性和正常人相比却明显增加。这是因为大血管病变主要与高胰岛素血症、胰岛素抵抗、脂质代谢紊乱和血管内皮细胞功能异常等因素有关，而这些因素多半在诊断为"糖调节受损"之前即已存在较长时间。由此可知，积极干预"糖调节受损"，不仅可以减少糖尿病的发生，还可以减少大血管病变的发生。

2. 如何看待"糖调节受损"

有些人认为"糖调节受损"就是糖尿病，心理上非常紧张；而另一些人觉得"糖调节受损"没啥感觉，又不影响吃喝，根本不拿它当回事。

这两种态度皆不可取。"糖调节受损"虽然还够不上糖尿病，也没有明显的症状，但却事关今后是否会发展成糖尿病，因此大家一定要高度重视。"糖调节受损"属于糖尿病前期，在这个阶段，病情发展是可逆的，如能针对病因，积极干预，绝大部分"糖调节受损"者有望恢复正常。就像老虎一样，刚生下来的老虎我们人人可以对付，不惧怕；但等老虎长大了，就很难对付了，你同它斗结果往往是羊入虎口，一命呜呼。"糖调节受损"是幼虎，晚期糖尿病是猛虎，驯虎一定要从驯幼虎开始。

"糖调节受损"者最终是否会发展成为 2 型糖尿病，与遗传、肥胖程度、体脂分布、生活方式、空腹胰岛素水平及年龄等因素有关。遗传因素目前无法改变，但改变后天的因素，诸如过高热量、过多饱和脂肪酸的摄入，缺乏体力活动和锻炼不足等不合理的生活方式是完全可以做到的。从这个意义上讲，健康就掌握在你们每个人手中。

3. ╱ 干预"糖调节受损"一定要用药吗

高危人群或处于血糖增高阶段者，要想不进展成糖尿病患者，该怎么办呢？得病吃药看似天经地义，其实并不尽然。如果您有"糖调节受损"，请一定听我糖糖唠叨几句，让我来给您支支招儿。

首先，我要郑重告诉您："糖调节受损"是可以治好的。研究发现，生活方式干预或药物干预，均可阻止"糖调节受损"向 2 型糖尿病转变。也就是说糖尿病的自然病程是可以改变的。研究者发现，在糖尿病前期阶段给予积极的干预能够延缓甚至终止糖尿病的发生，这一点已经比较明确了。饮食和运动为核心的生活方式干预是战胜"糖调节受损"的一把利剑。最好的药就在自己手中，为自己创造一个良好的生活环境和生活方式，有时比吃药还管用。当然，这并不是说吃药不行，有些人的"糖调节受损"比较严重，仅仅通过生活方式干预不能矫正过来，这个时候就需要药物的帮助了。需要用药时，请不要犹豫，所谓两条腿走路，双管齐下，效果会更好。至于怎么用药，还得找医生！

四. 如何预防糖尿病

1. 预防糖尿病的四个法宝

如果您想预防糖尿病和健康长寿，那么从今天开始学做下面四点吧："多学点，少吃点，勤动点，放松点。"

所谓"多学点"，就是增加对糖尿病基础知识的了解。所谓"少吃点"，就是减少每天热量的摄取，特别是避免大吃大喝、吸烟喝酒。所谓"勤动点"，就是增加活动时间和运动量，避免肥胖的发生。所谓"放松点"，就是力求做到开朗、豁达、乐观、劳逸结合，避免过度紧张劳累。

如果大家能长期做到这"四个点"，糖尿病的发病机会就会大大减少，不但如此，患心血管病的机会也会显著降低。

2. 健康的生活方式最重要

许多研究都证实，良好的生活方式是健康长寿的秘诀，是减少糖尿病及心脑血管疾病的法宝。新近一项研究证实，维持健康体重、有运动习惯、保持健康饮食和不吸烟不喝酒的个体，卒中风险显著降低。另有研究结果表明：在具有 2 型糖尿病高危因素的人群中，生活方式干预和二甲双胍治疗可以预防和延缓糖尿病的发生。著名的 DPP 研究证实，与对照组比较，生活方式干预和二甲双胍治疗分别使糖尿病发病率下降了 58% 和 31%。

Chapter **3**

　　生活方式干预主要包括调整膳食结构和加强体力活动两方面。正所谓民以食为天，要生存就离不开吃吃喝喝；同时，生命在于运动，老坐着不动，迟早会生病。因此，吃和动是分不开的，至于怎么吃，怎么动，请接着听我唠叨唠叨。

　　怎么吃的问题被医生们总结为"饮食干预"，详细点说呢，就是限制饮食的总热量和脂肪摄入，避免营养过剩和肥胖。要把饱和脂肪酸（大多存在于动物脂肪中）的摄入量严格控制在饮食总热量的 10% 以内。平时要多吃些富含纤维素的食品，如粗粮、蔬菜、豆类等，少吃动物内脏、蛋黄、糖类食品，不吃油炸食品。总而言之：粗茶淡饭。

　　有了"饮食干预"，"运动干预"当然也就应运而生了。坚持中等强度的有氧运动，如快步走、慢跑、骑自行车、游泳、跳舞等，每天至少锻炼 30 分钟，每周不少于 150 分钟。运动的时间和强度因人而异。运动既能强身健体，还可以控制"糖调节受损"，大家何乐而不为呢！

　　光吃对了、爱运动还是不够的，有一个危险因素一直在对"糖调节受损"者虎视眈眈，那就是超重和肥胖。肥胖是目前已知的 2 型糖尿病最重要的可逆转的危险因素，肥胖者应使体重至少降低 7%，如能达到标准体重 [标准体重（千克）＝身高（厘米）－ 105] 更好。有资料显示，若能将体重控制在正常范围，可使 2 型糖尿病的发生率降低 50% 以上。看来，那些体重超标的人，是时候控制一下自己的体重了。

　　对于糖尿病的这支特殊后备军，糖糖建议他们在糖尿病前期的干预措施中，首选改变生活方式，只有当生活方式干预的效果不够理想时，才考虑加用药物。目前的研究结果表明，对糖尿病前期者能起到有效干预作用的药物主要有糖苷酶抑制剂（如拜唐平）和双胍类药物（如二甲双胍）。是否需要药物干预及选择何种药物，均应由医生决定。

需要特别指出的是："糖调节受损"必须终身治疗。因为即使治愈，如不坚持原有干预措施，它还可能"卷土重来"。前几年，我国许多中年知识分子因为忙于事业，不注重对身体健康的维护，更谈不上拥有良好的饮食、运动习惯，所以英年早逝的情形时有发生。面对繁重的工作，如果不注重对身体健康的保护，那么只能导致令人叹惋的悲剧发生。幸福健康的生活掌握在谁的手中？是您自己。从看了这本书开始，从今天开始，迈出您健康的第一步吧。

3. 健康生活方式举例

生活方式是每个人自己选择的，而且每个人的生活方式都不相同。那么，什么才是健康的生活方式呢？这也很难具体地定义，但从整体上有一个较为统一的标准。下面列出的是一个经典的健康生活方式，供大家参考。

7:30 起床：英国威斯敏斯特大学的研究人员发现，水是身体内成千上万化学反应得以进行的必需物质。起床之后喝一杯水，可以补充晚上睡眠丢失的水分。

7:30—8:00 在早饭之前刷牙："在早饭之前刷牙可以防止牙齿的腐蚀，因为刷牙之后，可以在牙齿外面涂上一层含氟的保护层。要么就等早饭之后半小时再刷牙。"英国牙齿协会健康和安全研究人员戈登·沃特金斯如是说。

8:00—8:30　吃早饭："早饭必须吃，因为它可以帮助你维持血糖水平的稳定。"伦敦大学国王学院营养师凯文·威尔伦说。早饭可以吃燕麦粥等，这类食物具有较低的血糖生成指数。

8:30—9:00　步行上班：马萨诸塞州大学医学院的研究人员发现，每天走路的人比那些久坐不运动的人患感冒的概率低25%。

9:30　开始一天中最困难的工作：纽约睡眠中心的研究人员发现，大部分人在每天醒来的一两个小时内头脑最清醒。

10:30　让眼睛离开屏幕休息一下：如果你使用电脑工作，那么每工作1小时就要让眼睛休息3分钟。

11:00　吃点水果：这是一种解决身体血糖下降的好方法。吃一个橙子或一些红色水果，这样做能同时补充铁和维生素C。

13:00　在面包上加一些豆类和蔬菜：你需要一顿可口的午餐，并且能够缓慢地释放能量。"烘烤的豆类食品富含纤维素，番茄酱可以当作蔬菜的一部分。"维伦博士说。

14:30—15:30　午休一小会儿：雅典一所大学的研究人员发现，那些每天午休30分钟或更长时间，每周至少午休3次的人，因心脏病死亡的概率会下降37%。

16:00　喝杯酸奶：这样做可以稳定血糖水平。在三餐之间喝些酸奶，有利于心脏健康。

17:00—19:00　锻炼身体："根据体内的生物钟，这个时间是运动的最佳时间。"舍菲尔德大学运动学医生瑞沃·尼克说。

19:30　吃晚餐：晚饭吃得太多，会引起血糖升高，并增加消化系统的负担，影响睡眠。晚饭应该多吃蔬菜，少吃富含热量和蛋白质的食物。吃饭时要细嚼慢咽。

21:45　看会儿电视： 这个时间看会儿电视放松一下，有助于睡眠。但要注意，尽量不要躺在床上看电视，这会影响睡眠质量。

22:45　洗个热水澡： "体温的适当降低有助于放松和睡眠。"拉夫堡大学睡眠研究中心教授吉姆·霍恩说。

23:00　上床睡觉： 如果你早上 7:30 起床，现在入睡加上中午的小憩可以保证你享受每天 8 小时的睡眠。

看完了这种"健康生活方式"，你是否觉得自己的生活有些随意了呢？好的生活方式不仅需要有规律的饮食、充足的睡眠、合适的运动，最重要的是一种对待生活的态度，积极生活，用心生活，疾病也会远离你。我们不必完全按上面的时间表去生活，每个人都有自己的时间表，但需要有规律作息的精神，我们要牢记老祖先的训诫："法于阴阳，和于术数，饮食有节，起居有常，不妄作劳。"

记住糖糖我的忠告：相信科学，建立起良好的生活方式，健康将与您为伍，长寿将与您相伴！从任何时候开始都不晚，从今天就开始吧，行动起来吧！

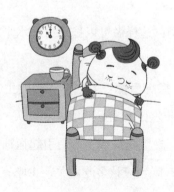

第四章
控制糖尿病
需有的放矢

一 对付糖尿病的策略 ——各个击破

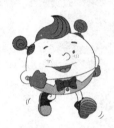

1. 明确目标，各个击破

糖糖我在这里给大家透露两个与糖尿病斗争的制胜法宝，这两大法宝可管用了。

法宝一：明确目标，各个击破。对付糖尿病就和打仗一样，没有目标乱开枪，只会浪费子弹。治疗糖尿病如果不明确目标，药物就像没有打中靶心的子弹一样被白白浪费了。糖糖经常碰到这样一些患者，他们尽管一直在坚持服用降糖药，但是平时不监测、不检查，血糖达不达标不知道，谁知一检查发现自己的血糖一直还在糖尿病的诊断范围之内，还没有转出来。过会儿，糖糖带你去看一个场面。

法宝二：因人而异，有的放矢。同样是糖尿病患者，高矮胖瘦、年龄、生活习惯及病情均不一样，因此，不适合用一样的方案去治疗，所以我们的治疗需要因人而异，有的放矢，量体裁衣地进行个体化治疗。

下面我们一起来听一段对话，相信听完后大家对糖尿病的治疗目标会明白许多。

糖糖："老张，您最近血糖控制得如何？"

老张："还不错。"

糖糖："有多不错呀？"

老张："空腹在8毫摩尔/升左右，能吃能睡，头不晕，腿不疼。"

糖糖："空腹在8毫摩尔/升，血糖还高呢！还没达到控制目标呢！餐后2小时血糖如何呢？"

老张："空腹在8毫摩尔/升，比我原来十好几的血糖已经好多了，餐后2小时血糖很少测，一天测那么多次，有必要吗？"

糖糖："老张，我记得您血脂偏高，最近如何？调脂药还在吃吗？"

老张："呵呵，调脂药已经几个月没吃了，血脂也好久没检查了，管不了那么多了，血糖还可以就行了吧？"

3个月后，不幸的事情发生了，老张因为心肌梗死住进了医院。糖糖我再去探望老张时，老张抓住我的手说："糖糖，要是早听你的就好了。你说我现在该怎么办？我的血糖、血压、血脂都高，该怎么控制？控制在什么范围？"

生活中，像老张这样的例子还有很多，许多老百姓并不清楚糖尿病的治疗目标。糖尿病是个大坏蛋，我们一定要控制住它，不要让它干坏事，这样才能减少糖尿病并发症的发生；又因为糖尿病有许多"狐朋狗友"，例如高血压、血脂异常、肥胖症等，它们会使并发症的发生风险以及其危害性显著增加。因而，科学合理的治疗应该是综合性的，包括降糖、降压、调脂、减重和改变不良生活习惯等。糖尿病治疗包括"五驾马车"，它们分别是饮食控制、合理运动、血糖监测、糖尿病自我管理教育和使用降糖药物。

如果把控制糖尿病比喻为射击的话，那么糖尿病的治疗目标就是我们的靶子，如果不知道靶子的位置，如何能射得中呢？所以，在控制糖尿病的征途中，首先必须明确糖尿病治疗的目标。如果将糖尿病比喻成敌人，医生是保家卫国的士兵，那么血糖监测便是射击练靶的成绩单。因为每个敌人都是不一样的，所以医生得常常去查看一下成绩单才知道枪是打准了、打偏了还是脱靶了，才能调整好枪口以击中靶心。该怎么用药、怎么调整治疗方案，医生都需要根据血糖监测的情况来定。对于有条件的患者，建议在家配备一台血糖仪，同时，做好血糖记录也很重要。虽然目前的血糖仪大部分都具有数据记忆和储存功能，但好记性不如烂笔头。在记录血糖的同时，进行分析、比较，找出血糖波动的原因才是关键。有句话说得好：学而不思则罔，思而不学则殆。用马云的话说则是：读万卷书不如行万里路，仅行万里路如果不读书，最终也只是个邮差。做记录的目的是提供给我们总结、分析的数据和材料，大家一定要把学和思结合起来。

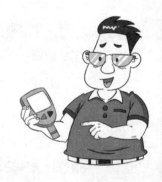

糖友们不仅要规范监测血糖，还要让医生看一看您

辛苦劳动换来的宝贵数据，问问医生"我的空腹和餐后血糖应该控制在多少合适？""怎样让那些超出标准的血糖值达标？"

对于这个问题，有一个简单的口诀：对于 60 岁以下的患者，血糖的控制目标应该是"2、4、6、8"。"2、4"即两个 4（4.4）；"6"即 6.0，"8"即 8.0，意思是空腹血糖应控制在 4.4 ~ 6.0 毫摩尔 / 升，餐后血糖应控制在 4.4 ~ 8.0 毫摩尔 / 升。对于年龄大于 60 岁，又合并有心血管方面疾病的人，要求空腹血糖 <7.0 毫摩尔 / 升，餐后血糖 <10.0 毫摩尔 / 升。降糖讲求平稳，不可过猛。对于年轻的患者，如四五十岁以下的人，血糖的控制目标可以更严格些，可遵循"4、4、5、6、7、8"的要求，意思是，空腹血糖应控制在 4.4 ~ 5.6 毫摩尔 / 升，餐后血糖应控制在 4.4 ~ 7.8 毫摩尔 / 升，这是非常完美的状态。

如果您的血糖没有达到上述标准，也不要太过失望。即使糖尿病治疗未能达到理想标准也不应视为治疗失败，控制指标的任何改善对患者来说都是有益的，都会降低相关危险因素引发的并发症风险，如糖化血红蛋白（HbA1c）水平的降低与糖尿病患者微血管并发症及神经病变的减少密切相关。糖化血红蛋白是血糖控制的主要指标，在不发生低血糖的情况下，应使糖化血红蛋白水平尽可能接近正常水平。血糖控制应根据自我血糖监测（SMBG）的结果以及糖化血红蛋白水平综合判断，糖化血红蛋白水平不仅可评估 2 ~ 3 个月内患者的血糖控制水平，还可用于判断血糖检测或患者自我报告血糖检测结果的准确性及 SMBG 监测次数安排是否足够多。所以，建议每 3 个月监测一次糖化血红蛋白。在重视血糖控制的同时亦应该重视对糖尿病的"狐朋狗友"，如血脂异常、高血压以及肥胖或超重等进行调控，这有利于降低微血管及心血管并发症发生的风险。2 型糖尿病理想的控制目标值见下表。

2 型糖尿病理想的控制目标

指标	目标值
血糖（毫摩尔 / 升）	空腹：4.4 ~ 6.1
	非空腹：4.4 ~ 8.0
糖化血红蛋白（HbA1c）（%）	6.5
血压（毫米汞柱）	130/80
体质指数	男性：25
	女性：24
总胆固醇（TC）（毫摩尔 / 升）	4.5
高密度脂蛋白胆固醇（HDL-C）（毫摩尔 / 升）	1.0
甘油三酯（TG）（毫摩尔 / 升）	1.5
低密度脂蛋白胆固醇（LDL-C）（毫摩尔 / 升）	2.5
尿白蛋白 / 肌酐比值（毫克 / 毫摩尔）	男性：2.5（22 毫克 / 克）
	女性：3.5（31 毫克 / 克）
主动有氧活动（分钟 / 周）	150

2. 因材施教，量体裁衣

　　我们对糖尿病患者应该因材施教，降糖目标应该量体裁衣。不同人群的血糖控制目标会有所不同，血糖控制目标必须个体化，儿童、孕妇、老年人以及有严重合并症的患者血糖控制目标不宜太严格，对于有严重或频发低血糖病史以及生存期在 5 年以内的患者亦不宜制定严格的控制目标。

Chapter **4**

　　为了母亲和宝宝的健康，妊娠期糖尿病的治疗目标会更加严格些。有条件者应每日测定空腹和餐后血糖 4 ~ 6 次。妊娠期糖尿病的血糖控制的目标是：①空腹或餐前血糖 <5.3 毫摩尔 / 升，餐后 2 小时血糖 ≤ 6.7 毫摩尔 / 升；②糖化血红蛋白尽可能控制在 6.0% 以下；③饮食计划应有利于保证孕妇和胎儿的营养但又能控制孕妇的体重；④血压应控制在 130/80 毫米汞柱以下；⑤每 3 个月进行一次眼底检查并做相应的治疗；⑥加强胎儿发育情况的监护；⑦如无特殊情况，按预产期分娩，并尽量采用阴道分娩；⑧分娩时和产后加强血糖监测，保持良好的血糖控制。

　　儿童和青少年主要罹患的是 1 型糖尿病，但近年来由于肥胖儿童的增多，2 型糖尿病的发病率也在逐年增加。儿童和青少年 1 型糖尿病具体的控制目标值见下表。

儿童和青少年 1 型糖尿病血糖水平与治疗方案

血糖控制情况	正常	理想	一般	高风险
糖化血红蛋白（%）	< 6.1	< 7.5	7.5 ~ 9.0	> 9.0
治疗方案		维持	需要调整	必须调整

　　儿童和青少年 2 型糖尿病的控制目标如下：①保持正常生长发育，避免肥胖或超重；②空腹血糖 <7.0 毫摩尔 / 升，糖化血红蛋白 <7.0%；③应每半年至一年到门诊随访一次，进行身高、体重、血压、血脂、血糖和糖化血红蛋白的检查，以早期发现糖尿病慢性并发症。

　　通过明确糖尿病的控制目标，大家齐心协力，达到糖尿病控制的理想目标，将会使糖尿病患者的生活更美好，糖尿病患者拥有健康与长寿就不再是梦想和奢望。现在就让我们擦亮眼睛，明确糖尿病的控制目标，为了幸福的明天而努力吧。

3. 诊断糖尿病后还该做哪些检查

几乎每次在专家门诊，都会听见有患者问：

"光查尿糖能不能确诊糖尿病？"

"糖尿病不就是血糖高点嘛，别的项目还有必要查吗？"

"我的视力正常，为什么还要检查眼底？"

诸如此类的问题还有许多。

每到这个时候，医生都会告诉患者："糖尿病是一种代谢紊乱综合征，其可怕之处并不在于'血糖高点儿'，而在于血糖高会导致全身血管的病变。"

曾有医学专家说，有血管的地方就有可能出现糖尿病并发症，这包括心、脑、肾、眼、神经等多脏器损害。因此，到医院看糖尿病，除了明确诊断以外，还应进一步明确是否合并高血压、高血脂、肥胖以及其他代谢紊乱，更应当了解有无糖尿病引起的各种急、慢性并发症，病情严重程度如何等。所以，血糖以外的检查并不是可有可无，而是十分必要的。

4. 诊断糖尿病有几把尺子

正确的诊断是良好治疗的开始。糖糖我经常在专家门诊听见有患者问自己是不是有糖尿病。那么，在临床实践中，糖尿病是如何诊断的呢？医生用什么尺子去衡量呢？目前在中国诊断糖尿病有三把尺子，任何一把达到均可诊断糖尿病，它们分别是：空腹血糖（FBG）、随机血糖（MBG）、葡萄糖耐量试验（OGTT）。而欧美目前拥有四把尺子，比我们多一把，这多出来的一把就是糖化血红蛋白（HbA1c）。为什么中国没有采用糖化血红蛋白作为诊断糖尿病的尺子呢，理由是目前中国检测糖化血红蛋白的方法多种多样，各医院实验室之间的结果变异比较大，但相信在不久的将来，糖化血红蛋白在国内也会成为糖尿病的诊断标准之一，那时我们中国也拥有了四把尺子。

Chapter 4

5. 与诊断、分型有关的检查

对于那些初次光临糖尿病门诊的人们来说，确诊和分型的检查显得格外重要。患的究竟是 1 型糖尿病还是 2 型糖尿病呢？现在胰岛的功能怎么样呢？这些都需要通过各种检查来确定。

血糖

血糖是诊断糖尿病的依据，包括空腹和餐后 2 小时血糖。按照世界卫生组织（WHO）的标准，空腹血糖 ≥ 7.0 毫摩尔 / 升（126 毫克 / 分升）和 / 或餐后 2 小时血糖 ≥ 11.1 毫摩尔 / 升（200 毫克 / 分升），即可诊断为糖尿病。需要注意两点：一是不能忽视餐后血糖，因为它对糖尿病的早期诊断意义更大；二是尿糖阳性仅作为糖尿病的诊断线索，不能作为诊断依据，换句话说，不能根据尿糖结果来确诊或排除糖尿病。

口服葡萄糖耐量试验（OGTT）

当患者空腹或餐后血糖比正常人偏高，但还达不到糖尿病诊断标准时，就需要进一步做 OGTT 来确定究竟是糖调节受损还是真正的糖尿病。

胰岛功能测定

本试验通过测定患者空腹及餐后各个时点胰岛素以及 C 肽的分泌水平，了解患者胰岛功能的衰竭程度，协助判断糖尿病的临床分型。

细胞自身抗体检查

包括谷氨酸脱羧酶抗体（GADA）、胰岛素抗体（IAA）、胰岛细胞抗体（ICA）等。此项检查主要用于糖尿病的分型，1 型糖尿病患者往往抗体呈阳性，2 型则否。目前，GADA 最有意义。

6. 与并发症有关的检查

说起糖尿病，大家一定会对它的各种并发症有所耳闻，可以毫不夸张地告诉大家：糖尿病最大的危害来自于它的各种并发症。糖尿病足听说过吧？糖尿病眼病知道吧？这些都是由高血糖引起的。又因为糖尿病发病很隐蔽，一般认为诊断为糖尿病的患者，实际上胰岛功能的损害可能已经有 10 年的时间了，糖尿病并发症已经存在。为了全面了解病情，要做身体健康状况的全面评价，包括血压、血脂、体重等，另外还要检测一下眼、肾、心脏有没有出现并发症。

尿常规

包括尿糖、尿酮体、尿蛋白、白细胞等多项指标，这些指标可以间接反映患者的血糖水平，明确是否存在酮症酸中毒、有无泌尿系感染等情况。此外，尿微量白蛋白定量测定是早期发现糖尿病肾病的重要指标。

血脂

糖尿病患者往往同时合并脂代谢紊乱，通过药物治疗，可以纠正脂代谢异常。

Chapter **4**

血压、血黏度

"高血压、高血脂、高血黏、高血糖"号称是糖尿病患者的"四大隐形杀手"，初诊时就必须注意，并酌情给予处理。

肝、肾功能

一方面了解有无肝功能异常及糖尿病肾病，同时还可以指导临床用药，因为在肝、肾功能不全时，有些口服降糖药禁忌使用。

眼科检查

糖尿病视网膜病变在早期往往没有症状，晚期则没有良好的控制方法。所以，糖尿病患者初诊时就应做眼科检查。

一般来说，确诊糖尿病后，血糖（包括空腹及餐后）应每周检查一次，血脂、肝功、肾功、尿微量白蛋白排泄率每半年化验一次，每半年至一年检查一次眼底，糖化血红蛋白每 2 ~ 3 个月检查一次。

需要提醒大家的是：并发症在早期阶段常无明显症状，而一旦有了症状（如浮肿、蛋白尿、视力下降、手足麻木、间歇性跛行等），往往已进入中晚期，此时病情难以逆转，治疗难度大，效果差。

糖糖在此为大家指一条明路：最好的办法就是防患于未然，早期诊断，及早治疗。因此，在诊断之初，各位病友无论有无症状，均应进行一次全面体检，以后还要定期复查，以利于并发症的早期发现。请大家一定要记住糖糖的话："正确诊断是良好治疗的开始，全面了解病情是治疗成功的保证。"

7. 反映血糖控制好坏的检查

对于开始进行治疗的糖尿病患者，要想知道口服降糖药或者胰岛素治疗的效果好不好（主要看血糖控制得怎么样），还得通过各项检查来确认。不过，无论空腹还是餐后血糖，反映的均是某一时刻的血糖值，其结果会受到很多偶然因素的影响，血糖波动大的患者尤其如此。要准确了解一段时期内血糖的总体水平，就要做以下检查：

糖化血红蛋白（HbA1c）

糖化血红蛋白由红细胞中的血红蛋白与血中的葡萄糖结合形成，正常值为 4% ～ 6%，它不受偶然因素的影响，可以客观、准确地反映近 2 ～ 3 个月内的总体血糖水平。

糖化血清蛋白（GSP）

糖化血清蛋白由血浆中的白蛋白与葡萄糖结合而成，正常值为 1.5 ～ 2.4 毫摩尔 / 升，可以反映近 2 ～ 3 周内的总体血糖水平。

二、抗击糖尿病也讲持久战

糖尿病是典型的慢性病，在对糖尿病的斗争中，糖糖我还得搬出毛主席的军事理论，因为它管用，能够克敌制胜，那就是"在战略上藐视敌人，在战术上重视敌人"，耐心用药，坚持治疗，与糖尿病的斗争一定要做好打"持久战"的思想准备。如果想采用歼灭战的策略，速战速决，肯定是要失败的。

在临床实践中，常常遇见这样一些人，他们得知自己患有糖尿病后，一般会出现两种截然相反的错误态度，要么"不闻不问"，非常藐视；要么"急功近利"，过度重视。以上两种态度，不论哪一种，都不利于病情的控制。

Chapter 4

"不闻不问"型的患者一般都只听凭自己的感觉，自认为身体没有不适就拒绝检查和治疗，抱着"眼不见心不烦"的态度，而且在生活上也并不加注意。殊不知，大多数 2 型糖尿病患者在不是很严重的时候，都不会出现明显的口渴、多饮、多尿、体重减轻的症状。这种态度往往会使患者错失最佳的治疗时机，直到许多糖尿病急性或慢性并发症出现时才急着去治疗，到头来后悔莫及。

相反，"急功近利"型患者对待病情过分重视，想快点把血糖降下来，于是不断地换医院、换医生、换治疗方案。他们对病情要求"绝对控制"，血糖稍有升高就换药、加药或增加药量，可是治来治去，血糖仍然忽上忽下；药越吃越多，越吃越高级，但降糖效果却越来越差。这种患者对待糖尿病往往有一种畏惧心理，非常迫切地想要得到一个满意的结果，甚至想要达到"根治"的目的，于是会出现一些过度治疗的现象，不遵医嘱胡乱用药，反而导致血糖波动很大，甚至造成低血糖，这也是非常危险的。

其实，患上糖尿病并不可怕，大家一定要用平常心来对待疾病，积极配合医生的治疗。糖尿病是一种终身性疾病，因此患者一定要有打"持久战"的准备，不要听信某些商家的夸大宣传，也不要道听途说别人的治疗经验。患者的体质不同，病情也千差万别，治疗方案更是不尽相同的，对别人效果好的治疗方案并不一定适合自己，所以在治疗过程中根据自身情况进行个体化治疗，谨遵医嘱是非常重要的。

任何药物都是随着用药时间的延长药效才逐渐显现出来的。治疗糖尿病尤其要有耐心，首先要认清自己的病情，在医生的指导下针对病因，解决胰岛素抵抗及胰岛 β 细胞功能不足，坚持服药一段时间，以确定其疗效。即使需要换药，也一定要在医生的指导下进行。

　　对于糖尿病患者来讲，一定要以正确的心态来对待所患疾病，正确认识糖尿病的规律，做到"在战略上藐视它，在战术上重视它"，打好糖尿病治疗的"持久战"。

第五章
血糖达标的瞄准器
——血糖监测

一、糖尿病新生活离不开血糖监测

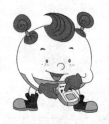

长期把血糖控制在良好范围对于病情控制和减缓并发症的发展意义重大，这一点在多个大型的循证医学研究中得到了充分证实。各个国家的糖尿病治疗指南中均明确提出了糖尿病患者的血糖控制目标。由于轻中度高血糖没有明显的症状，所以血糖监测是了解血糖水平的唯一方法。血糖监测的指标有两大类，一类是代表长期血糖情况的指标，一类是即时血糖指标。前者有糖化血红蛋白、糖化血清蛋白，后者包括餐前、餐后和睡前血糖等。

如果不去监测血糖，仅凭感觉是无法知道血糖控制的好坏的。很多患者出现"三多一少"症状时血糖通常已经比较高了，糖尿病无论是

Chapter **5**

空腹血糖还是餐后血糖轻中度升高时，一般不伴有明显症状，所以，出现糖尿病症状的血糖值和血糖控制目标值之间的距离就比较大了，因此必须监测血糖才知道自己血糖的真实水平，不检查血糖很难发现早期的糖尿病状态。

在临床治疗中，很多患者仅凭症状，跟着感觉走，结果贻误了治疗的时机，这是极其错误的做法。很多糖尿病患者都经历了早期不监测血糖仅凭自我感觉放任高血糖长期存在的过程；还有些患者虽然医疗条件很好，但不懂得血糖控制的意义，没有把血糖控制在良好的范围内，最后出现了并发症才恍然大悟，但是这世界没有卖后悔药的。

所以，自从发现糖尿病的那一天起，糖糖告诉您，您将开启糖尿病的新生活，而血糖监测是糖尿病新生活中的重要组成部分。通过血糖监测，可以帮助医生确定治疗的效果，血糖的变化情况，有利于医生针对病情及时调整治疗方案；而注射胰岛素的患者则更应该合理地进行血糖监测，因为这样可以为胰岛素注射提供重要的安全评估。

从现在开始做好您的血糖监测吧，因为血糖监测是血糖控制的瞄准器，有了它，我们才有百发百中的希望。

二、测血糖要选对时机

很多病友不知道该在什么时候测血糖，多长时间测一次血糖。

我们首先来了解一下血糖监测的内容，血糖监测主要包括以下几方面内容：①餐前血糖；②餐后血糖；③睡前血糖；④夜间血糖；⑤随机血糖；⑥运动前后血糖；⑦其他特殊情况下的血糖。

下面我们讲一讲餐前、餐后、睡前、夜间血糖的监测问题。

血糖水平很高和有低血糖风险的老年人需测三餐前血糖。空腹血糖控制良好，但糖化血红蛋白仍不达标，应关注餐后 2 小时血糖。此所谓"餐前餐后，全面关注"。注射胰岛素者，特别是晚餐前注射胰岛素者应关注睡前血糖。要想了解有无夜间低血糖，尤其是出现了不可解释的空腹高血糖时，应监测夜间血糖。此所谓"睡前夜间，睡觉安心"。

以下情况需增加监测：①尝试新的饮食或不能规律进餐时；②突然情绪激动时；③患其他急性疾病时，如感染、酮症、腹泻等；④漏服药物或者在注射胰岛素时错误用药；⑤剧烈运动前后；⑥出现心慌、手抖、肚子饿等低血糖症状或怀疑低血糖时。

三、 做好血糖监测还应该知道的几件事

1. 怎么测血糖

测血糖简单易学，下至 7 ~ 8 岁的孩子，上至 90 岁的老者，都能掌握。各个有内分泌科的医院都有专职的糖尿病教育人员负责教您如何测血糖，不懂就去请教吧。

2. 何时测血糖

一般来说，餐前、餐后 2 小时及睡前要进行血糖监测。

如果有发生夜间低血糖的风险，或者出现难以解释的清晨空腹高血

Chapter 5

糖，患者还应监测凌晨 2 ~ 3 点的血糖。

近期血糖波动较大，如果感到情况不太好或有低血糖发生，则需增加监测频率。

如果测血糖是为了调整药物的剂量或更换药物，有时甚至需要一天查 4 ~ 8 次血糖（空腹、早餐后 2 小时，午餐、晚餐前及餐后 2 小时，睡前，午夜），待药物剂量调整适当后，可以隔一两天测一次餐后 2 小时血糖。

如果病情和血糖水平都比较稳定，则血糖监测间隔可以长一些，隔一两周甚至更长时间测一次空腹血糖和餐后 2 小时血糖。

用胰岛素治疗的初期，血糖还没有调到理想的水平，一般可每隔一两天监测一天的血糖，一天中测 4 ~ 8 次。

如果餐后血糖控制满意而空腹血糖居高不下，此时应测夜间 12 点、凌晨 3 点和早餐前的血糖。

在一些应激状态下，如手术、怀孕、外伤等，进行血糖监测是很有必要的。

3. 测几次（监测频率）

注射胰岛素或使用胰岛素促泌剂的病友每天应监测血糖 1 ~ 4 次。

1 型糖尿病患者应每天至少测 3 ~ 4 次血糖，生病或剧烈运动前应增加监测次数。

血糖控制良好或稳定的 2 型糖尿病患者应每周监测 1 ~ 2 天的血糖。

血糖控制差、不稳定的患者以及患有其他急性病的患者应每天监测直至血糖得到控制。

4. 监测记录如何做

糖尿病患者要学会记血糖日志。日志的内容应包含血糖结果、用药情况、饮食、运动、身体不适等多方面的信息。血糖日志很重要，就诊时带给接诊医生，可以作为调整治疗方案的依据。

那么，怎样才能记好血糖日志呢？首先，要养成每天记录的好习惯。其次，日志的内容要全面，包括测血糖、尿糖、糖化血红蛋白的日期、时间。更重要的是，要记录测定的血糖与吃饭的关系，即是饭前还是饭后测的；以及注射胰岛素或口服降糖药的时间、种类、剂量。任何影响血糖的因素，如进食的食物种类、数量和运动量、生病情况等也应该记录在案。除此之外，日志还应包括低血糖出现的时间，与药物、进食或运动的关系，症状的体验等。每次去医院看病时，请您一定记得带好自我监测日记，供医生参考，以协助调整治疗方案。

下面是廖阿姨的血糖记录表，供您参考。

日期	早餐前	早餐后	午餐前	午餐后	晚餐前	晚餐后	睡前	备注
9.1		7.1		6.8		16	9	晚上外出吃饭
9.4		9.1	3.2	14.5		9.3	5.1	早餐后打羽毛球
9.10	9.4	11.7	11.9	17.6	9.8	14.8		感冒了
9.12	5.5	6		8		7	5	
9.16				7.6	3	12		下午忘记加餐

Chapter 5

四、血糖忽高忽低为哪般

有些患者的血糖像不平静的海水，时涨时跌，忽高忽低。

哪些因素可以导致血糖波动呢？如果知道了导致血糖波动的这些因素，就可以及时监测，防患于未然。

导致血糖波动的主要因素有：①生病、手术、外伤；②错误地使用药物；③情绪波动，如生气、焦虑、抑郁等；④日常饮食和运动不规律；⑤睡眠障碍、旅行等。

五、静脉血糖与指尖血糖哪个准

在医院采静脉血测定血糖，结果准确可靠。但是，由于采血技术要求高、采血量多、测定时间长等原因，它并不适用于广大糖友的日常血糖监测。要在家监测血糖，自然离不开一样工具——便携式血糖仪。近年来，便携式血糖仪新品层出，其稳定性和准确性是广大糖友最关注的事。

首先要说明一点，便携式血糖仪测得的血糖值和抽静脉血测得的血糖值之间有一定的差异。这是为什么呢？因为便携式血糖仪取的是末梢全血，而在医院抽的是静脉血，而且测的是血浆血糖。从理论上说，末梢全血血糖比静脉血浆血糖要高，也就是说，用血糖仪测得的数值一般应高于在医院抽血测得的数值。至于这两者之间的差异有多大，既与不同厂家生产的血糖仪有关，也与患者的个体差异等因素有关。

目前的血糖仪结果都比较准确，测试重复性好，大家在选购时不必有太多顾虑。血糖仪测定的结果值得参考采用，可作为血糖监测的依据之一。

知识链接：如何买到一台适合自己的血糖仪

大家在选购血糖仪时千万不要马虎，多比较、多听听其他使用者的反馈。精准度、测试时间、价格、售后等因素是需要考虑的。一般来说，只要是国家相关部门备案和批准的品牌都可以考虑。有些血糖仪还可以测血酮、尿酸，大家根据自己的需要来选择就可以。

六、血糖监测，小费用大意义

经常监测血糖，既花时间还费钱，于是一些糖尿病患者不干了。这可不对。正所谓"磨刀不误砍柴工"，血糖监测，花的是小钱，但意义重大。下面与大家一起分享一段对话。

问："您最近血糖控制得如何？"

答："不知道，好久都没测了，记不清了。"

问："您多久测一次血糖？"

答："呃……一两个月吧，血糖试纸太贵了……"

问："您的血糖应该控制到多少才合适呢？"

答："呃……7 左右吧……不太清楚。"

这是医生在门诊经常会遇见的情况。这可能也是您的回答。糖尿病患者除了要打针吃药，还要监测血糖。但事实上，不少人买了血糖仪却没有很好地使用，让它躺在抽屉里睡大觉；还有不少人为血糖仪、血糖试纸花了不少钱，也挨了不少针，却不知道血糖应该控制在什么范围以及如何合理监测血糖，结果对治疗帮助不大，白花了钱。

血糖监测，到底应该怎样做呢？

前面我们说了，如果把糖尿病比作敌人的话，那医生就是帮你保家卫国的士兵，血糖监测呢，是士兵的战绩。因为敌人之间千差万别，每个敌人都与众不同，所以医生得查看成绩单才知道枪是打准了、打偏了还是脱靶了。该怎么用药，怎么调整治疗方案，医生都得根据血糖监测的情况来定。对于有条件的患者，医生都会要求他们配备一台血糖仪。

大家不仅要规范监测血糖，还一定要让医生看一看你辛苦劳动换来的宝贵数据，问问医生："我的空腹和餐后血糖应该控制在多少合适？""怎样让那些超出标准的血糖值达标？"

对于刚才的问题，我们在前面的内容中已经有所交代，这里给大家复习一下，加深印象。对于四五十岁以下的患者，血糖控制的目标应该是"4、4、5、6、7、8"，意思是，空腹血糖应控制在 4.4 ~ 5.6 毫摩尔 / 升，餐后血糖应控制在 4.4 ~ 7.8 毫摩尔 / 升，这是非常完美的状态。如果放宽一点要求的话，就是"2、4、6、8"，"2、4"即两个 4（4.4），意思是，空腹血糖应控制在 4.4 ~ 6.0 毫摩尔 / 升，餐后血糖应控制在 4.4 ~ 8.0 毫摩尔 / 升。对于年龄大于 65 岁，又合并有心血管方面疾病的患者，要求空腹血糖 <7.0 毫摩尔 / 升，餐后血糖 <10.0 毫摩尔 / 升。

掌握了上述要求，大家再测血糖就能做到心中有数了，和医生也可以进行更有效的交流了。

不同人群的血糖达标要求

患者	口诀	空腹血糖 （毫摩尔／升）	餐后血糖 （毫摩尔／升）
<45岁	4、4、5、6、7、8	4.4 ~ 5.6	4.4 ~ 7.8
	2、4、6、8	4.4 ~ 6.0	4.4 ~ 8.0
45 ~ 65岁	4、4、5、6、7、8	4.4 ~ 5.6	4.4 ~ 7.8
>65岁，合并有心血管方面的疾病		<7.0	<10.0

注："2、4"即两个4（4.4）。

下面说说如何节约监测成本的问题。

咬咬牙，终于把血糖仪买回来了，可是面对昂贵的血糖试纸，很多病友又犯愁了。为了省下那一条价值5元的试纸，很多病友减少了监测次数，以至于很多人家里的血糖仪成了摆设。有位病友，一盒25条装的血糖试纸竟然用了一年多。还有一些病友虽然没有经济方面的困扰，可是天天扎手指也觉得受不了……

那有没有经济一点、更舒服一些的方案？当然有。不过省要省对地方。在刚刚开始用药时，不能省，一天要测7次，即空腹（早餐前）、早餐后、午餐前后、晚餐前后、睡前。必要时还要测凌晨2 ~ 3点的血糖。一周的监测天数不可少于3天。完成这样一轮监测后，就可以了解血糖在一天中不同时间段的情况，医生就对你的血糖控制情况有了一个比较全面的认识，从而可以对治疗方案做出有针对性的调整，使血糖尽快降下来并保持平稳。

等到血糖平稳了，一天就只需要测4次了，即空腹、早餐后、午餐后、晚餐后，一周只需测1 ~ 2天。如果血糖一直平稳的话，有的患者只需 2 周测 1 天即可。这样一个月差不多只要花 40 多元钱。

如果遇到感染、加减药物等情况，血糖波动较大时，测血糖的次数要适当增多。

如果血糖监测显示，医生射击练靶的成绩为 10 环，那当然是皆大欢喜。如果不是呢？又该怎样调整治疗？

除了监测血糖外，许多医生还会让患者写监测日志，记录每天都吃了什么，做了什么运动。大家都知道，成功控制糖尿病的关键是学会驾驭好五"真"马车，即"真懂糖尿病，真会合理用餐，真去运动锻炼，真正做到按时用药，真正的即时监测"。所以，怎么吃、怎么动是很重要的，医生会根据患者的血糖情况调整用药，还会结合患者的监测日志来分析患者的饮食和运动对不对。

例如：如果连续 3 天早餐前血糖比睡前高，半夜也没有低血糖的状况，代表前一天的药量不足或睡前加餐过量。处理这种情况，最简单的方法是将睡前加餐减半，以使早餐前血糖达标。相反地，如果早餐前血糖连续 2 天偏低，要考虑增加睡前加餐或减少药量，直到早餐前血糖控制在目标范围内。

还有很多患者餐前血糖控制得很好，但餐后血糖就是降不下来，这往往是由于不爱运动，吃完饭就坐着、躺着造成的。如果您就属于这种情况，请在餐后运动半小时到一小时。一般来讲，三五天之内，血糖就可以得到很好的改善。一般来回爬一趟 9 楼，餐后血糖可以下降 1 毫摩尔 / 升，爬 3 趟的话，可以下降 2 毫摩尔 / 升。增加运动要注意运动防护，选择适合自己的，爬楼要注意保护膝关节，可以选择游泳、散步等，具体建议在运动章节我们会详细推荐，也可以请教您的医生。

需要注意的是：在调整饮食以及运动的时候，要密切监测血糖。也许您会惊喜地发现，数字正噌噌往下掉。

七 点、线、面结合，全方位监测

每个人的血糖都像海里的水，有涨有落，不是纹丝不动的。那如何把握和判断血糖控制得好与坏呢？我们监测血糖需"点、线、面"三者结合。点，即每天数次的指尖血糖，监测的是当时的血糖情况，就像小测验。线，即监测糖化血红蛋白和血清果糖胺，糖化血红蛋白可以客观、准确地反映近2～3个月内的总体血糖水平；血清果糖胺或糖化血清蛋白反映的是近2～3周内的总体血糖水平。它们反映的均是一段时间内的血糖控制情况，如同期中考试。面，即监测糖尿病慢性并发症情况，如同期末考试。

如果点高而线正常（指尖血糖高，糖化血红蛋白和血清果糖胺正常），说明平时血糖控制良好，近两天控制欠佳。

如果点、线都高（指尖血糖高，糖化血红蛋白和血清果糖胺也高），则说明血糖控制不理想，至少近2～3个月血糖控制得比较差。

如果点正常而线偏高（指尖血糖正常，糖化血红蛋白和血清果糖胺高），说明在最近一次抽血前注意控制了血糖，但是最近2～3个月的总体血糖控制是不理想的。

面非常重要，所有的一切都是为了它，因为面是由无数的点和线组成的。我们管理和控制糖尿病的目的就是防治并发症，减少并发症的发生，所以，定期进行并发症的筛查非常必要，只有"点、线、面"三者结合，才能全方位监控糖尿病。

第六章
食来运转
——糖友的美食生活

一 糖尿病患者的健康饮食

糖尿病的饮食疗法很重要，如果做得得当，它能帮助您更好地控制血糖，即所谓"食来运转"。糖尿病的饮食疗法并不是为了治疗糖尿病而专门设计的特别饮食方法，它不是可望而不可即、难以做到的，它是不过食、不偏食且有一定规律的饮食原则。这个原则适用于所有糖尿病患者，有了它，每个糖尿病患者都能够做到"食来运转"，玩转舌尖上的美味，尽享美好生活。

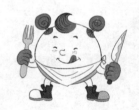

1. 糖尿病患者的心声

赵大伯是位老糖友，患病有 10 来年了。这 10 来年，用他的话说就是"深受糖尿病之苦"，凡是跟"糖"沾边的东西都不敢吃，吃饼干要选无糖的，吃芝麻糊要选无糖的，就连平时打针吃药也要选无糖的。

Chapter **6**

糖尿病患者真的有必要和糖彻底决裂吗？让我们走进糖尿病患者的生活，了解他们的起居，感受他们的心情，深刻地体会他们的心声：疾病折磨得人憔悴，吃吃喝喝还要受管束。究竟为什么糖尿病病友需要控制饮食呢？糖尿病患者能吃出健康和快乐吗？

糖糖我现学现卖，告诉大家饮食与糖尿病的重要关系吧：糖尿病患者因胰岛素的分泌出现相对或绝对不足，使糖类物质在体内的利用受到限制，失去正常人吃多吃少能自动调整胰岛素分泌以助其代谢转换的能力。糖尿病患者如果像正常人一样随意进食，尤其是超生理需要进食，将出现血糖增高和糖尿。长期下去，就会出现因血糖增高而导致的糖尿病并发症。因此，糖糖希望每位糖友，不论病情轻重，是注射胰岛素还是口服降糖药，都应该合理地控制饮食。

2. 揭开饮食疗法的神秘面纱

常常听到糖友抱怨："这不能吃那也不能吃，究竟怎么样的饮食对我的病情才有帮助啊？"的确，目前大多数患者都只知道要采取饮食治疗的方法，但是究竟饮食治疗要达到怎样的效果和目标才能算是成功了呢，很多人并不太清楚。

其实这个目标很简单：①维持正常生活，能够从事劳动、学习等各种日常活动。对于儿童来说，当然还要满足正常生长发育的需要。②维持正常体重，肥胖者减重，消瘦者增重。③减轻胰岛负担，使血糖、血脂达到或接近正常水平，以防止或延缓并发症的发生和发展。

在与糖尿病共处的路上，我们需要注意的三大饮食原则是：

① 长期坚持。有人为了控制好血糖，干脆采用所谓的饥饿疗法，

结果出现了低血糖。有人在病情得到控制后，就以为病好了，可以放开吃了。这都是不对的，各位一定要记住：糖尿病目前还是个终身性疾病，时时刻刻都不能放松。

② 合理安排，进食量和食物种类因人而异。要根据个人的体重、工作性质等确定所需能量，并适当提高食物的碳水化合物含量，保证蛋白质供应，还要做到低脂饮食（尽量食用植物油，少食用动物油）。食物种类宜多样化，主食以粗粮（玉米、高粱、荞麦等）为主、细粮为辅，适当增加植物纤维。口味宜淡，多食绿叶蔬菜，少吃或不吃熏、腌、泡制食品。

③ 进食有规律，不随意加餐或改变进食时间。每日不少于 3 餐。有许多人不吃早饭，这是有害的。少食多餐，一般 3 ~ 4 次，消化功能差者可进食 5 ~ 6 次，每餐进食量少有利于消化吸收，又不会增加胰岛负担。上午升血糖激素分泌得多，肝糖原分解旺盛，所以早餐的量应当比中餐和晚餐的量要少。

各位糖友在进行一日三餐安排的时候，不妨参照以上几点。相信通过科学的饮食、运动，再加上医生的指导和药物治疗，您一定能打赢这场与糖尿病的战役。

3. 糖尿病患者需要的营养素

和正常人一样，糖尿病患者需要的营养素有 7 类，分别是：蛋白质、脂肪（包括脂肪酸和胆固醇）、碳水化合物（主要为复合碳水化合物）、维生素（包括维生素 A、维生素 D、维生素 E、维生素 K、B 族维生素、维生素 C 等）、无机盐和微量元素（矿物质）、水和膳食纤维。

以上 7 类营养素，只有蛋白质、脂肪和碳水化合物可以在人体内经过代谢而产生能量，所以我们称它们为产热营养素。1 克蛋白质可以产热 16.7 千焦（4 千卡），1 克碳水化合物也可以产热 16.7 千焦（4 千卡），而 1 克脂肪则可以产热 37.7 千焦（9 千卡）。

4. 健康食疗的八个原则

下面接着向大家介绍一下健康食疗的原则，日常生活中的糖尿病餐都可以按照这些原则制定出来。

原则一：因人而异，量力而行，制定总热量

每日所需总热量是因人而异的。例如，一个中等活动量的成年人，平均每日每千克体重需热量 25 千卡。而体力劳动者、处于成长期的青少年、孕妇、哺乳期妇女或合并有其他消耗性疾病的人所需的热量就会远远超过这个数值；而对超重和肥胖的人来说，一日总热量则应在此基础上适当减少。

原则二：三大营养素比例要合理

例如，蛋白质的摄入比例要合理，否则会给肝脏、肾脏带来很大的负担。糖尿病患者蛋白质的摄入量应限制在 0.8 ~ 1.0 克／千克理想体重／日。但对处于发育成长期的青少年、孕妇、哺乳期妇女和老年人，则要适当放宽对蛋白质的限制。现在一般规定，总热量中脂肪所提供的热量占 25% ~ 30%，蛋白质所提供的热量占 10% ~ 15%，碳水化合物所提供的热量占 50% ~ 60%。

原则三：限制脂肪和胆固醇的摄入

目前，我国对糖尿病患者脂肪摄入量的限制与美国心脏病学会推荐

的一致，即每日脂肪摄入量不能超过每日总热量的 30%，且以不饱和脂肪酸为主，其中饱和脂肪酸及多不饱和脂肪酸含量应小于 10%，每日胆固醇的摄入量最好不要超过 300 毫克。

原则四：多吃高纤维食品

多吃豆类、块根类、绿叶蔬菜、某些粗谷物（如燕麦、黑麦、玉米）和含糖低的水果。近年来的研究证实，纤维素能减慢糖的吸收，增强胰岛素的敏感性，改善高血糖状态，减少胰岛素和口服降糖药的用量。

原则五：限制钠盐的摄入

糖尿病患者和普通人一样，都要避免吃盐过多。钠盐摄入过多容易引起高血压。我国现在提倡全民每日钠盐的摄入量在 6 克以下，如有高血压，钠盐摄入量应少于每日 2 克。但是，目前我国居民包括糖尿病患者在内大部分吃盐过多（平均每日 10 克左右），这一点要坚决改变，特别是已合并高血压者。

原则六：忌食容易吸收的糖

包括蔗糖、蜜糖、各种糖果、甜点心、饼干、冰淇淋、软饮料等。因为这些糖进入胃肠道后消化快、吸收完全。葡萄糖迅速进入血液，血糖高峰明显，对糖尿病患者不利。

原则七：适度摄入维生素和无机盐

建议及时、定量补充 B 族维生素和维生素 C，并适量增加钙和微量元素的摄入。

原则八：少食多餐，增加餐次

这种饮食方法可降低餐后的血糖高峰，对高血糖控制极为有利，同时又对餐后 3 ~ 5 小时的低血糖具有一定的防范作用。单纯药物调整效果不佳者，通过少食多餐也可控制病情，用得好可以"四两拨千斤"。

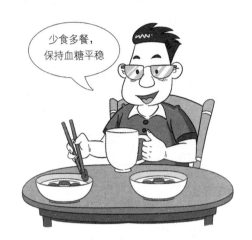

Chapter **6**

5. 简单饮食的"1、2、3、4、5"

糖尿病病友在进行饮食治疗时，对于饮食的控制应当循序渐进，吃低热能、高容积的食品，选用粗杂粮代替细粮，戒烟限酒，按时按量进食，外出或体力劳动时，可备一些糖或几块饼干，感到饥饿时少量加餐，以防发生低血糖。

所谓"1、2、3、4、5"，即：每天 1 袋牛奶；每天 200 ~ 250 克碳水化合物；每天 3 个单位优质蛋白（1 单位优质蛋白 = 猪肉 1 两或鱼 2 两或鸡蛋 1 枚）；4 句话要记住，即"有粗有细、不甜不咸、少吃多餐、七八分饱"；每天 500 克蔬菜。

食物品种要多样化，以全面获得营养。四大类食品不可缺：谷薯类、菜果类、肉蛋奶豆类、油脂类。粗细粮搭配，荤素食搭配，干稀食搭配，勿挑食，勿偏食。

少量多餐既能保证营养充足，又可减轻胰腺负担，有利于血糖的控制，建议每日保证至少3餐，注射胰岛素者4～5餐为宜，这样可以预防低血糖的发生。另外要定时定量定餐，进食与药物作用时间、运动时间保持一致，这样血糖才不会有大的波动。

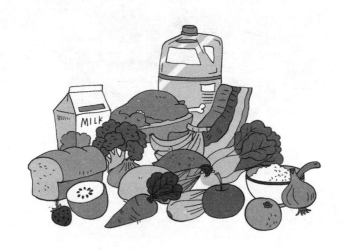

二、营养与美食——鱼和熊掌可以兼得

1. 一段真实的对话

俗语说"民以食为天"，对于糖尿病病友来说，我觉得应该改为"治以食为本"。这里的"本"是指治疗的基础，无论哪一种类型的糖尿病，采用哪一种药物治疗，饮食治疗都是其他治疗的基础。病情较轻的患者通过单纯的饮食治疗可使病情得到控制。可见，饮食治疗对于糖尿病的治疗是十分重要的。为了使大家明白如何进行饮食治疗，我们来看一个

Chapter **6**

完整的咨询过程。

病友：最近单位体检，医生发现我的空腹血糖高，到医院再检查，血糖还是高，医生说我患了糖尿病。其实我什么不舒服都没有。看病的医生也没给我开任何药物，只是告诉我要注意控制饮食。不给我药吃，这病怎么能好？

医生：饮食控制本身就是一种治疗。糖尿病的现代治疗方法包括饮食治疗、运动治疗、药物治疗（包括口服药物和胰岛素）、自我血糖监测和糖尿病教育。所有糖尿病病友的治疗都应从饮食治疗开始，而且一生都应坚持。

病友：有人说"饮食治疗就是少吃一点饭，多吃一些肉"，对吗？

医生：不对，具体要看患者的情况。对于肥胖的患者，控制饮食、减少热量的摄入是非常必要的；但对于消瘦的患者、怀孕的患者和处于生长发育期的儿童，则必须给予足够热量的食物。更不是单纯的"少饭多肉"。

病友：热量到底是怎么算的？

医生：计算热量的第一步是算理想体重。简单的公式是：理想体重（千克）＝身高（厘米）－105。比如说，您的身高是1.55米，计算结果便是50千克。

病友：那怎么根据理想体重计算热量呢？

医生：第二步就是根据您目前的体重、年龄和您的劳动强度或活动量及其他的生理情况确定每日需要的热量了。例如，成年人休息状态下，每千克标准体重所需热量为20～25千卡，轻体力劳动者为25～30千卡，中体力劳动者为30～35千卡，重体力劳动者为35～40千卡。

病友：什么叫千卡？

医生：千卡是热量的常用计量单位。如果您每天只做一些家务，平时也只是到外面散散步，那就属于轻体力劳动者，应该按每天每千克体重 25～30 千卡算，但由于您目前的体重是 68 千克，比咱们刚才算出的标准体重 50 千克超出了 20% 以上，属于肥胖，所以热量应该适当减少一些，这样有利于减肥。

病友：热量计算我会了，可我还是不明白该吃什么和吃多少呀。

医生：对，所以第三步便是确定吃什么了。食物中能够提供热量的营养素有三类，分别是蛋白质、脂肪和碳水化合物。蛋白质主要由肉、蛋、奶和五谷类提供，脂肪由油脂类（包括动物油和植物油）提供，碳水化合物主要由五谷类提供。一般成年人每天每千克体重推荐的蛋白质摄入量为 0.8～1 克（提供的热量占总热量的 15% 左右），脂肪的摄入量为每天每千克体重 0.6～0.8 克（提供的热量不要大于总热量的 30%），其他的热量由碳水化合物提供（占总热量的 50%～60%）。所以，根据您的具体情况，三大营养素的量分别为：每天蛋白质 50 克、脂肪 40克、碳水化合物 210 克。折算为具体食物的话，相当于谷类（米、面）225 克（4 两半）、肉（瘦猪肉、牛肉、鸡肉）125 克（2 两半）、鲜奶225 克（差不多半斤）、蔬菜 500 克（1 斤）。

病友：那我具体每餐该吃些什么呢？

医生：您可以这样吃：早餐，50 克（1 两）面条，用 5 克（1 钱）油，225 克（约半斤）鲜奶；午餐，100 克（2 两）米饭（2 两米煮的干饭），1 枚鸡蛋炒 150 克（3 两）的韭菜，用 10 克（2 钱）油；晚餐，75 克（1两半）米饭，50 克（1 两）瘦肉炒 100 克（2 两）菜心，蒸鲫鱼 50 克（1两），用 5 克（1 钱）油。

病友：听说得了糖尿病不能吃甜食，而我喜欢吃苹果，怎么办？

Chapter 6

医生：如果血糖不是特别高，每天应该吃一些水果。水果含有果糖，所以有甜味，但葡萄糖含量不是很多，一般不会导致高血糖。另外，水果所含的维生素、果胶对身体有益。但进食的量不能太多。品种上可选择苹果、橙子、李子等。

病友：我的邻居也有糖尿病，是不是他也可以按上面的食谱来吃？

医生：不同的患者，食谱不一样，不能照抄照搬别人的食谱。

病友：是不是我这一辈子只能按这个食谱吃？

医生：不是。要根据您的体重、血糖控制情况和具体的治疗措施随时调整。譬如，经过一段时间的治疗，如果您的体重越来越重，则说明饮食提供的热量偏高，应进一步减少热量。

病友：除此之外，还有哪些需要注意的呢？

医生：要记住，糖尿病的饮食原则是：热量适当、营养均衡、定时定量、清淡避糖、节酒戒烟。

病友：谢谢您给我上了一节很好的饮食课。

糖尿病病友对饮食的关心程度不亚于用药，面对众多的美食，想吃又不敢吃的心情糖糖我能体会。"吃"是一门学问，在这方面，我有一些心得，在后面会与大家分享。下面来看看热量计算和食物分配的表格。

成年糖尿病患者每天单位体重的热量供给量

活动强度	消瘦	正常	肥胖／超重
重体力活动（建筑工地、田间劳动等；跑步；足球及篮球比赛）	40 ~ 45	40	35
中体力活动（中快速走；手洗衣服，擦窗户、擦地；打乒乓球、网球、羽毛球、高尔夫球，游泳，骑车）	40	35	25 ~ 30

续表

活动强度	消瘦	正常	肥胖／超重
轻体力活动（以坐着为主的工作和家务，如办公室工作等；散步；打牌；钓鱼）	35	30	20～25

注：单位为千卡／千克。

不同热量糖尿病饮食内容

热量（千卡）	谷薯类	菜果类	肉蛋豆类	浆乳类	油脂类
1200	3 两	1 斤	3 两	250 克	2 汤匙
1400	4 两	1 斤	3 两	250 克	2 汤匙
1600	5 两	1 斤	3 两	250 克	2 汤匙
1800	6 两	1 斤	3.5 两	250 克	2 汤匙
2000	7 两	1 斤	3.5 两	250 克	2 汤匙
2200	8 两	1 斤	3.5 两	250 克	2 汤匙

注：1 两＝50 克；1 汤匙＝15 毫升：1 汤匙面粉＝10 克面粉；1 汤匙糖＝15 克糖；1 汤匙植物油＝10 克植物油。

2. 不光要控制血糖，还要控制血脂

所有的糖尿病病友都知道控制血糖的重要性，可是有不少人并不知道还要控制血脂。其实，血脂是诱发糖尿病进一步恶化的非常危险的因素。糖尿病主要是由胰岛素生物活性或其效应绝对或相对不足引起的，由于胰岛素不足，脂肪组织摄取葡萄糖及从血浆中移除甘油三酯的量便会减少，因而可以造成甘油三酯浓度升高。长期高脂肪饮食可导致胰岛

素抵抗和动脉粥样硬化，并会加速血管和神经病变的发展。

如果糖尿病病友坚持低脂肪饮食，将脂肪的摄入量严格限制在总热量的30%以内，再配合药物治疗等方法，会使糖尿病得到较好的控制，还可能推迟或者延缓动脉粥样硬化和其他并发症的发生、发展。所以，糖尿病病友不仅要控制血糖，还要限制高脂食物的摄入，最好定期监测血脂。

3. 米、燕麦、肉、土豆，每个都需要

米和面是人类赖以生存的食物基础，高粱、燕麦、肉、蛋、蔬菜等为大家的饮食增添了更多的色彩。糖尿病患者虽然在饮食上有讲究，但是再怎么讲究，也离不开米、面、高粱、燕麦等主辅食。

提到燕麦，糖糖我不由得想起曾经看过的一篇文章，文中说：燕麦片对降低胆固醇、改善体重十分有效。另外，燕麦片能有效阻止肠道对糖的吸收，让糖尿病病友进食后血糖不会上升得太快。同时，燕麦片含有很多可溶性膳食纤维，进食后机体需消耗大量的热能去消化它，所以吃燕麦片能达到控制体重的目的。

燕麦的好处估计大家都或多或少知道一些，于是燕麦粥成了众多糖友的降糖首选。可是，燕麦粥真的如前文所说，有如此好的辅助治疗作用吗？

燕麦粥是一种粗粮食品，在食物越来越精的今天，多吃一些粗粮确实有好处。而且由于粗粮比较难以消化，吃后饱腹感比较明显，这无形中就会让人减少进食的总量。但在这里，糖糖要郑重提醒您：糖尿病病友不宜多吃糊状的食物。糊状的东西之所以不宜多吃，主要是因为它容

易被消化和吸收，可导致餐后血糖明显升高。医生说糊状的东西不宜多吃，主要是针对同样热量的食物而言的。例如，大米既可以做成干饭，也可以做成粥，那么，吃同样量的米做成的粥和饭，谁的升糖速度快，这就不言而喻了吧。

糖尿病的饮食原则第一条就是控制总热量，所以，如果病友原来的早餐是吃50克主食（馒头、包子等），改用粗粮的话就用同等量的燕麦，千万不要在原有主食的基础上加用燕麦。另外，同样是吃燕麦，进食用燕麦做的馒头就要比喝燕麦糊好。所以，吃燕麦是没有问题的，但切记要从总热量中减去燕麦所提供的热量，且以水分较少的形式摄入为好。

糖尿病病友不仅要吃饭，还得吃肉吃菜。很多病友谈"肉"色变，这大可不必，肉是可以吃的，不过要有所选择罢了。糖尿病患者存在绝对或相对的胰岛素不足，体内蛋白质合成代谢减弱，而蛋白质分解增加，部分蛋白质分解为氨基酸，再转化为葡萄糖而给身体供能。因此，如果蛋白质摄入不足，必然出现负氮平衡，久而久之，成人糖友就会出现消瘦、贫血、免疫力下降，儿童糖友就会出现生长发育不良。所以，保证充足的蛋白质供应对于糖尿病患者来说具有重要的意义。

糖尿病患者需要的蛋白质主要来源于动物性食品和一些植物性食品，前者主要包括肉类（如瘦牛肉、瘦羊肉、瘦猪肉、禽肉，以及鱼、虾等海产品）、奶类及蛋类，植物性蛋白质主要来源于大豆及其制品（如豆腐、豆腐干、豆浆、豆腐脑），以及谷类食物（如米、面等）。

科学的饮食、慎重的选择能够让你吃得好、吃得巧，提高饮食治疗的效果。

Chapter **6**

4. 食物交换份，让你对摄入的食物心里有数

食物交换份指的是：每种食物能产生 90 千卡热量的重量。

大家日常所吃的食物除了水以外可分为 6 大类：①谷类、薯类、含淀粉多的蔬菜及豆类（大豆除外）；②蔬菜类（含淀粉多的除外）、海藻及蘑菇等；③水果类；④鱼、瘦肉、蛋、大豆及豆制品类；⑤乳类及乳制品类；⑥油脂及多脂性食物类。

下面通过一个表格来告诉大家 1 个交换份的食物各有多少：

1 交换份食物举例

食物种类	1 交换份食物
谷类、薯类、含淀粉多的蔬菜及豆类（大豆除外）	满满 2 汤匙大米（约 25 克）
	25 克挂面
	半碗热面条
	半个馒头（约 1 两一个）
	一个中等大小的马铃薯（约 110 克）
	14 个中等大小的红枣（约 30 克）
	30 克咸味或淡味面包
	3 块咸味苏打饼干（约 6 厘米 ×6 厘米）
蔬菜类（含淀粉多的除外）、海藻及蘑菇等	500 克黄瓜、卷心菜、大白菜、菠菜等
	200 克胡萝卜
	400 克冬笋
	500 克冬瓜、豆芽
	250 克扁豆

续表

食物种类	1 交换份食物
水果类	1 个中等大小的苹果（约 175 克）
	1 个中等大小的梨（约 215 克）
	1/4 个小西瓜（约 500 克）
	1 根中等大小的香蕉（约 160 克）
鱼、瘦肉、蛋、大豆及豆制品类	50 克猪大排或 30 克猪肋排
	25 克夹心猪肉或 40 克猪腿肉
	50 克鸡肉
	1 枚小鸡蛋或鸭蛋（约 50 克）
	1 条鲫鱼（约 110 克）
	80 克带鱼
	1 只鸡腿（约 90 克）
	20 只中等大小的虾（约 125 克）
	3 块豆腐干（约 50 克）
	2 块中等大小的油豆腐（约 25 克）
	浅 2 汤匙大豆（约 20 克）
	100 克豆腐
乳类及乳制品类	半瓶牛奶（约 120 克）
	满 1 汤匙全脂奶粉（约 15 克）
油脂及多脂性食物类	浅 1 汤匙植物油（约 10 克）
	3 个小核桃（约 30 克）
	10 颗花生米（约 20 克）
	1 汤匙花生仁（约 15 克）
	满 2 汤匙葵花子（约 30 克）

Chapter **6**

细心的人不难发现，这个表格中列出的食物的量有很多都用了一个"约"字，这是因为同一种食物也会因为产地和生长状态的不同而有所不同，等量的同种食物并非一定含有等量的热量，所以不能严格地用食物重量来控制热量，就像一棵桃树结出的桃子有甜的和不甜的一样。同时，每个糖尿病患者的需求和身体状况也不一样，在保证能量供给和引起血糖波动的能量摄入值之间是有一个范围的，每日的能量供给只要控制在这个"范围"内，就可以高枕无忧。因此，吃多少食物并非像大家所想的那样，每种食物都要用秤准确地称一下，而是把握这个大概的量。本书所提供的食物的重量也都是个参考，略有偏差是不会影响饮食治疗效果的。

知识链接： 食物交换操作要点

① 根据具体的病情，向医生咨询，了解和控制每日进食的总热量。

② 每日膳食必须包括谷薯类、蔬菜类、肉蛋类、油脂类这四大类食品，做到食品多样化。

③ 同类食品之间可以任意互换，避免饮食单调。

5. 运用手掌法则，饮食轻松搞定

糖尿病饮食管理中很重要的一项任务就是计算每日所需总热量，并据此算出三大营养素的需要量，再根据食品交换份法决定每日主副食的选择。食品交换份法相对来说简便而实用，但对于某些糖友而言，掌握起来还是有一定难度的。为了解决这个问题，我们在这里向大家介绍另一种更为方便、直观的方法——"手掌法则"，让大家用自己的手就可以基本确定每日所需的各类食物的量。这种方法虽然不太精确，但非常实用。

① 拳头量：碳水化合物（淀粉和水果）。可以选用相当于 2 个拳头大小的淀粉类食物，水果则相当于 1 个拳头大小。

② 掌心量：蛋白质。选择 1 块相当于掌心大小的，厚度相当于小指厚度。

③ 两手抓量：蔬菜。两只手能够抓住的菜量相当于 500 克。每天进食 500 ~ 1000 克蔬菜就可以满足需要。当然，这些蔬菜都是低碳水化合物的蔬菜，如豆芽、卷心菜等。

④ 拇指尖量：脂肪。脂肪提供的热量应占全日总热量的 25% ~ 30%，如果换算为重量的话，为油 25 ~ 30 克。对于糖尿病患者来说，每天仅摄入拇指的尖端（第一节）那么大体积的脂肪就够了。

6. 为自己制定每日食谱

总体说来，合理的糖尿病饮食疗法应遵循总量合理、营养均衡的个体化原则。

下面来看一下如何制定属于自己的每日食谱。

第一步：算出自己的理想体重。

理想体重（千克）= 身高（厘米）- 105

第二步：算出每日所需的总热量。

轻体力劳动者：每日每千克理想体重需要 25 ~ 30 千卡。

中体力劳动者：每日每千克理想体重需要 30 ~ 35 千卡。

重体力劳动者：每日每千克理想体重需要 35 ~ 40 千卡。

每日所需总热量＝每日每千克标准体重需要的热量 × 标准体重

第三步：根据下表查出各类食物的份数并合理安排三餐。

根据总热量制定平衡食谱时各类食物的交换份数

每日总热量（千卡）	各类食物交换份数						合计（交换份数）
	主食	蔬菜	水果	蛋白质	奶制品	油脂类	
1000	6	1.5	1	2	1	1	12.5
1200	7	1.5	1	3	1	1.5	15
1300	8	1.5	1	3	1	1.75	16.25
1400	9	1.5	1	3.25	1	1.75	17.5
1500	10	1.5	1	3.5	1	1.75	18.75
1600	10	1.5	1	3.5	2	2	20
1700	11	1.5	1	3.75	2	2	21.25
1800	12	1.5	1	4	2	2	22.5
1900	13	1.75	1	4	2	2	23.75
2000	14	1.75	1	4.25	2	2	25
2100	14	2	1	4.75	2	2.5	26.25
2200	14	2	1.5	5	2	3	27.5

下面来看一个例子，大家就可以更清楚地了解制定食谱的方法了。

某男，45 岁，身高 170 厘米，实际体重 80 千克，从事轻体力劳动，食量中等。

其标准体重为：170 － 105 ＝ 65 千克。

每日所需的总热量为：25×65 ≈ 1600 千卡。

根据上表我们可以清晰地看到，他每日的食谱应为：

主食	蔬菜	水果	蛋白质	奶制品	油脂类
10	1.5	1	3.5	2	2

再根据比例将这些食物分配至三餐（最常见的分配方案是：早餐1/5、午餐2/5、晚餐2/5），也可以根据工作和生活的需要，适量增加午餐的营养摄取量，适当减少晚餐的营养摄取量。因此，可选择：

	主食	水果	蛋白质、奶制品	油脂类	蔬菜
早餐	3		1		
午餐	4	1	2.5	2	1.5
晚餐	3		2		

这样就可以从前面的食物交换份数表中选取合适的食物进行搭配了，这样制定出来的食谱，既科学又营养，还不至于每天重样儿。因此，只要大家有心，在医生的指导下搭配出更多、更美味的糖尿病营养餐，您就不必为食物单一、索然无味而苦恼，不必终日为了控制血糖而吃得不开心了。掌握好饮食搭配，吃得好、喝得好，血糖也能控制得好。

知识链接：血糖生成指数

食物的血糖生成指数是指一种食物能够引起餐后血糖升高多少的能力。一般而言，大于70的为高血糖生成指数食物，它们进入胃肠后消

Chapter **6**

化快，吸收率高，葡萄糖释放快，血糖升高快；小于 55 的为低血糖生成指数食物，它们在胃肠中停留时间长，吸收率低，葡萄糖释放缓慢，相对而言，对餐后血糖影响较小。除了食物的种类以外，食物的生熟程度、加工方法以及食物中颗粒物所占比例等，也对其血糖生成指数有影响。淀粉颗粒越大，血糖生成指数就越低；食物中颗粒物所占比例越高，血糖生成指数也就越低。

三、水果的选择

1. / 水果，不能全盘否定

水果，甜甜的、水水的，还含有丰富的维生素，是深受人们喜爱的食物，也是我们糖类的大本营之一。正是因为水果的香甜，很多糖尿病病友常常有能否吃水果的疑问。要回答这个问题，先要了解水果中含有的糖分种类及其对糖尿病的影响，了解哪些是不影响糖尿病患者血糖水平的水果。

首先，糖友完全不吃水果是不正确的，因为水果中含有大量的维生素、纤维素和矿物质，这些物质对糖尿病患者是有益的。水果中含的糖分有葡萄糖、果糖和蔗糖，其中果糖在代谢时不需要胰岛素参与。

再者，水果的含糖量多寡不一，所以不可等同看待。每百克糖含量在 10 克以下的水果有青梅、西瓜、甜瓜、椰子、橙子、柠檬、桃、李、杏、枇杷、菠萝、草莓、甘蔗、椰子、樱桃、橄榄等，糖尿病患者可以选用。每百克含糖量在 11～20 克的水果有香蕉、石榴、柚子、橘子、苹果、梨、荔枝、芒果等，建议广大糖友谨慎选用。每百克含糖量超过 20 克的水果有枣、红果，特别是干枣、蜜枣、柿饼、葡萄干、杏干、桂圆等，因其含糖量太高，糖尿病患者禁止食用。

不少蔬菜可以作为水果食用，如西红柿、黄瓜、菜瓜等，它们的每百克含糖量在 5 克以下，又富含维生素，适合糖尿病患者食用。

由此看来，糖尿病患者也可以享受水果的美味，不过一定要按照医生的推荐来吃哦！

2. 吃水果，还要有点小讲究

糖尿病病友对水果总是又爱又恨，既爱它的甜，又恨自己无法享用。刚刚说过，糖尿病患者也可以选择合适的水果，适量的水果可以满足病友对甜味的需求，减少饥饿感，但应注意：多数水果中含有较多的果糖和葡萄糖，它们能被机体快速吸收，引起血糖升高。因而，糖尿病患者吃水果还应注意以下原则：

吃的分量很重要：要少吃，切莫一次吃太多

比如，西瓜的含糖量仅为 4%，但如果一次吃上 1 斤，就相当于吃了 100 克香蕉，太多了。所以，水果的量要控制。最好是试探着吃，即在吃后 2 小时测血糖。如果血糖高了，下次少吃一些；如过水果减量后血糖还高，应适当减少主食量。

吃的时间也很重要：切忌空腹和餐后马上吃水果

建议将水果放在两餐之间或睡前吃，一般上午 9 点到 9 点半，下午 3 点到 4 点，晚上 9 点左右吃比较好。这样既能预防低血糖，又可保证血糖不会出现大的波动。

Chapter **6**

病情也重要：视病情而吃

要清楚自己目前的血糖控制是否理想，做到病情允许才吃。血糖控制不好（不稳定，时高时低，或血糖居高不下）时少吃或者不吃。不吃含糖量较高的水果，如甜的葡萄、香蕉、荔枝、红枣等。在吃水果前及吃水果后 2 小时测血糖或尿糖，对于了解自己能不能吃这种水果、吃水果有没有过量是很有帮助的。

品种不容忽视：选择低糖水果

水果中含糖量最高的是干枣、桂圆与柿饼，这些都应列为糖尿病患者的禁忌果品。番石榴等含糖量较低，可以相对多吃些。如果实在很喜欢吃水果而主食吃得不多，则可以选一些蔬菜来代替，像西红柿、黄瓜等是比较好的选择。

最后的把关：算热量，限制总数

要把水果中的热量算在总的摄取热量里，每天吃 200 克水果，如梨、苹果、桃等，可减主食 25 克。也可以与其他类别的食品等份交换。不宜每餐都吃水果。

总之，糖尿病病友在血糖得到基本控制的情况下允许吃水果，也可以和应该吃水果。如果病情控制较好，可以食用含糖量在 12% 以下的水果，但一天的食量在 100 克以内为宜。对因严重感染而没有食欲的患者，还可以选择适当的水果来代替部分主食，但在进食水果的同时，宜酌减主食量，以免总能量摄入超标。病情不稳定、血糖还未控制的病友，则应禁食含糖量超过 5% 的瓜果。

只要掌握了食用水果的技巧，糖尿病患者是可以满足口福、好好享受鲜美多汁的水果的。

四. 挑选食物的黄金法则

1. 穿了隐身衣的糖尿病食品

目前，市面上的糖尿病食品品种繁多，我们在挑选时，需谨防"降糖"迷人眼，许多食品"无糖"也能"升糖"。

赵先生是糖尿病门诊的常客，患病后一直乐观、积极地配合治疗，血糖也一直控制得不错。可是最近赵先生遇到了点麻烦，于是他赶快找到了自己的主治医生："医生，自打检查出这糖尿病以来，我可是铁了心不吃甜食啦。最近一直都在吃降糖麦片、无糖饼干、咸面包……可是苦熬了一个多月，血糖并没有比以前改善多少啊？"

一旁的赵太太插话道："对啊，我们买的可都是'糖尿病食品'啊，上面都标着'无糖'，还有的说能'降糖'呢！"

医生听后微微一笑，问道："您跟我说说，什么是糖尿病食品？"

老赵夫妇合拍得很，他们异口同声道："就是专门给糖尿病病友吃的食品呗！糖尿病食品吃了能降糖！"

以上给大家讲的是糖糖我在门诊中看到的一幕，之所以给大家讲这个故事，是为了让大家对所谓的"糖尿病食品"有一个清晰的认识。其实在专业的食品分类中并没有"糖尿病食品"这一概念，只是商家把那些宣称不含糖且加有调节血糖成分的食品称为糖尿病食品罢了。

糖尿病食品大致可以分为"无糖食品"和"降糖食品"两类。

提到无糖食品，消费者通常认为它不含任何糖类。实际上可不是这样的，无糖食品只是不含葡萄糖、果糖、麦芽糖和蔗糖这些容易引起血糖快速升高的单糖或双糖。许多无糖食品口感也很甜，这是因为商家在里面加入了代糖（如木糖醇等）。代糖对血糖基本没有什么影响，但甜度不亚于普通白糖。

"降糖食品"是号称增加了有调节血糖、血脂和免疫功能成分的食品。不久前，有一批所谓的降糖保健食品被禁止销售，原因是在这些保健食品中查出了降糖的西药成分。

只吃糖尿病食品，或者认为糖尿病食品可以放开肚皮吃，是糖尿病病友常见的饮食误区。

先说降糖食品。降糖食品以添加膳食纤维的食品最多见。膳食纤维具有一定的减缓血糖升高和防治便秘的作用。但并不是膳食纤维吃得越多，餐后血糖就降得越多。另外，一些降糖食品中加入的某些降糖微量元素，可能会对人体产生蓄积中毒作用。微量元素，顾名思义，人体对其只是微量需要。如果加入降糖食品中，天天吃、大量吃，那它就不是微量了，很可能会过量。此外，经过治疗后，糖尿病病友的尿多症状得到改善，微量元素随着尿液丢失渐渐减少。随着尿量恢复正常，原先出现的微量元素缺乏症也会逐渐得以改善。若特意补充，长期吃添加了微量元素的降糖食品，尤其是老年人或肾功能欠佳者，就有可能造成蓄积，加重肾损害。

再说无糖食品。例如无糖面包、糕点，它们本身也是用粮食做成的，与米饭、馒头一样，吃进去也会分解成葡萄糖，导致血糖升高。因此，即便是"无糖"，也不能不加节制地吃，否则也会引起血糖升高。

2. 选购糖尿病食品，用"眼"更需用"心"

啰啰唆唆地说了一大堆，并不是说大家就不能吃糖尿病食品了，而是应该有选择性地吃。这可是个大智慧，糖糖我虽然没有吃过这些东西，但我看得多、听得多，学得也多，在这里给大家支几招，告诉您如何选择和食用糖尿病食品。

像对待普通食品一样看待糖尿病食品

糖尿病食品不是降糖的法宝，也不能代替药物，甚至不可以用来替代日常的天然食物。谷类、蔬菜、水果、肉类等天然食物仍是糖尿病病友的首选，不可因为有了糖尿病食品，就任意少吃或不吃这些天然食品。

有计划地进食

糖尿病食品绝大部分含有能量，如果吃得太多，或者在计划饮食之外进食，都可造成全天能量超标，进而致使血糖增高、体重增加。糖尿病食品要与同类的普通食品进行食品交换，并列入全天的食谱之中。

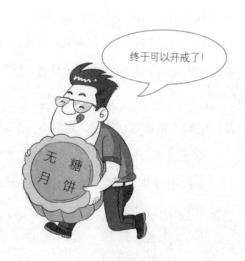

Chapter **6**

看清包装上的营养标签

许多糖尿病食品只是减掉了糖，脂肪含量却不低，脂肪可间接导致血糖升高。如果看不懂食品标签，可以请教专业营养师。

根据需要选择

对于平时很少吃粗杂粮和蔬菜的病友而言，可选择添加了膳食纤维的糖尿病食品；反之，就不必刻意吃糖尿病食品。对于老年人或消化功能差的人，要少吃添加较多膳食纤维的食品，因为太多的膳食纤维会阻碍其他营养成分的吸收，造成营养不良。

孕妇慎吃糖尿病食品

具体请咨询糖尿病专家和产科专家。

3. 甜味剂——糖糖的替代品

甜味剂的存在对糖友的饮食有着特殊的意义，因为它们能让糖尿病病友享受到往日的"甜蜜生活"。市场上推出的甜味剂很多，在此，我选取常见的几种介绍给大家，希望能为大家选用甜味剂提供一些参考。

木糖醇

从外观和甜度上讲，木糖醇与蔗糖颇为相似，但木糖醇所能产生的热量远低于蔗糖，而且人体对它的吸收较为缓慢，并无需胰岛素参与，也不会引起血糖升高。木糖醇可以在制作零食、糕点等食品中使用，日常烹调中也可以使用。

阿斯巴甜和蛋白糖

阿斯巴甜和蛋白糖的甜度远远高于蔗糖，含热量与蔗糖相似，较小的用量即可满足口感需要。该产品长时间加热易分解，所以应当在烹饪后加入。

糖精

糖精不含热量，甜度高。目前多数学者认为，糖精若按规定用量使用一般无害，但对人体健康是否有远期影响暂时未排除。建议大家不要长期、大量食用糖精，孕妇和婴儿应禁用。

除此之外，还有舒卡糖、甜叶菊甙等甜味剂，因为糖糖我跟它们不熟，就不向大家详细介绍了。

甜味剂虽好，但是糖糖还要提醒大家：使用甜味剂一定要了解清楚它的成分，严格按照规定使用。

4. "肾"重再慎重——肾病糖友饮食技巧

糖尿病病友如果并发了肾病，不但要按照糖尿病饮食的要求，严格限制进食量，还要考虑到饮食对肾脏的影响，减轻肾脏负担，延缓肾功能衰竭的进程，延长生命。

低蛋白饮食可以延缓肾衰，但极低蛋白饮食则会加重营养不良，加重肾功能损伤。因此，蛋白质的摄入量应视肾功能的情况而定，且以必需氨基酸（尤其是组氨酸和酪氨酸）含量丰富的蛋白质类食物为主。

肾衰时常合并低钙高磷血症。低钙高磷血症可加重肾小球硬化，因此应给予低磷饮食。瘦肉、蛋、奶、动物肝肾含磷都很高，海带、紫菜、芝麻酱、花生、干豆类含磷也较丰富，这些食物须适当减少摄入量。

米、面的植物蛋白含量约为9%，而淀粉的植物蛋白含量仅为0.3%，因此，肾衰病友应摄入淀粉类食物，如小麦淀粉、玉米淀粉、红薯淀粉、土豆淀粉等。但要注意换算好摄入的碳水化合物的量，以防血糖升高。

五、饮食的对与错——常见饮食误区

糖尿病的发生、发展在很大程度上与饮食习惯有关。所谓"病从口入"，这话用在糖尿病病友身上再合适不过了。对糖尿病病友来说，正确调理饮食是有效控制血糖和保证营养需求的重要环节。

饮食调理的道理对于诸位来说早已不是什么新鲜事儿了，谁都知道要管好自己的嘴。可是究竟该如何控制饮食呢？关于这个问题，我想大多数病友都有自己的见解，在各种传媒的大力宣传下，一个个关于糖尿病饮食的大道理早已深入人心，如此的耳濡目染，就算是个门外汉也应略懂一二了。

可惜，在某些问题上，不少糖友还存在一些错误的观点和做法。在这里，糖糖我把一些具有代表性的问题加以解释，希望能够帮助诸位走出误区。

1. 多吃粗粮更健康吗

关于粗粮，大多数人都认识到了它的好处，但在具体选择上还存在着差异，比较有代表性的观点是：

A：粗粮都是好东西，糖尿病病友应多吃粗粮。

B：糖尿病病友应多吃血糖生成指数低的粗粮。

糖尿病饮食治疗的目的是什么？当然是为了控制血糖。没错，但这只说对了一半。糖尿病饮食治疗的目的不单是为了控制血糖，更重要的是要在此基础上为患者提供必需的营养，使人体能够进行正常的新陈代谢。有些人为了控制血糖而采取饥饿疗法，这样血糖虽然降下来了，但身体却被搞垮了。

糖尿病病友的饮食最需要注意的是什么呢？一是食物的热量，二是食物的血糖生成指数。大部分人都知道食物的热量对血糖有影响，而对血糖生成指数却关注不多。一般来说，食物的血糖生成指数越高，进食后血糖升高得越快，对血糖控制就越不利。其中，食物的种类是影响血糖生成指数的因素之一。譬如，豆类食品的血糖生成指数一般比谷薯类要低；谷类食品中，大麦、荞麦、黑米等就比小麦要低；而膳食纤维含量多的食物，其血糖生成指数就更低了，如全麦面包、黑面包比白面包要低。我们提倡糖尿病病友多吃血糖生成指数低的粗粮。

2. 粥绝对不能喝吗

粥与饭本来就是两兄妹，同母同父，只是后天发育得不一样。这两兄妹各有特色，也有各自的支持者：

A：糖尿病病友应该用粥代替米饭。

B：喝粥比吃米饭更容易使血糖升高。

很多人认为，糖尿病病友的饮食应该清淡，吃粥有益无害。其实不然，吃粥比吃米饭更容易使血糖升高。因为粥的血糖生成指数高，而且粥为流质食物，在胃肠道停留的时间短，更容易被吸收而引起血糖升高。

可能有人看到这里立即会问："那就是说不宜吃粥啦？"非也！对胃肠道功能差的糖友来说，吃粥好过吃米饭。而且，即便是胃肠道功能正常的糖友，也不是绝对不能吃粥的。只不过，在吃的时候应该讲究策略：可以在粥里加一些血糖生成指数低或膳食纤维多的食物，还可以在吃粥的时候搭配包子、馒头等，这样就可大大减慢粥的升糖速度。

3. 老火靓汤应当多喝吗

广东人很喜欢喝老火靓汤，那么，老火靓汤对糖尿病病友究竟合不合适呢？对于这个问题，人们也持有不同意见：

A：糖尿病病友应该多喝老火靓汤。

B：老火靓汤多饮无益，食疗也有个体差异。

一些老火靓汤是高脂高糖的，而且汤里仅含极少量的蛋白质溶出物和矿物质，营养并不是很丰富，所以多喝无益。若真要喝，那就要注意食物的搭配。否则，不仅影响血糖，还会导致营养吸收障碍。

一般来说，流质食物比固体类食物更易被消化、吸收，更易引起血糖升高，血糖波动的幅度也更大。所以，在进食流质食物时，最好搭配一些血糖生成指数低的食物。当然，还要考虑食物的热量，比如含油脂丰富的花生、瓜子等，虽然它们的升糖速度较慢，但由于热量过高，同样不利于血糖的控制。

很多人喜欢在煲汤时放一些中药材进去，认为这样可以降低血糖。比如，有人认为猪胰汤（猪胰1个，黄芪60克，山药60克，加水煮成汤，食猪胰，饮汤）适用于各类型糖尿病病友，其实，这种认识不太科学。因为中医中药治病非常讲究辨证论治，也就是说，同样是糖尿病，每个人却有不同的病理特点，所以，猪胰汤不是所有患者都适合喝的。此外，整体观念也是中医治疗的一大特点，不能说某个中药或某个汤饮有降糖作用，这是因人而异的，应根据患者的具体状况而定。

最后还要强调：糖尿病主要依赖西药控制血糖，平时的中药调理，只是有利于糖尿病及其并发症的辅助治疗而已。

4. 米饭吃得越少越好吗

经常听糖友反映，今天多吃了一口饭血糖就飙到十好几了，饭不能多吃，吃多了容易血糖高；还有病友认为，控制糖尿病，饮食必须节制，而作为主食的米饭，理所当然是吃得越少越好。

事实果真如此吗？40 年前，人们米饭吃得不少，可患糖尿病的人却很少；而现在，人们米饭吃得越来越少，可糖尿病患者却越来越多。这是为什么呢？

实际上，米饭吃得越少越好这种观点并不正确。米、面、杂粮等，医学上称为碳水化合物，这类食物经胃肠消化后，以葡萄糖的形式经小肠吸收至人体。葡萄糖是人体理想的能量来源，如果病友摄入碳水化合物过少，葡萄糖来源缺乏，必然导致体内能量不足，结果机体就会动用脂肪和蛋白质储备。此时，体内脂肪分解，酮体产生增多，可能出现"饥饿性酮症"，严重者甚至会发生"酮症酸中毒"而危及生命。而蛋白质长期分解代谢很可能引起营养不良，病友日益消瘦、乏力、抗病能力低下，容易继发各种感染（如结核病等）。此外，在饥饿状态下，体内升糖激素分泌增加，还可能引起"低血糖后反应性高血糖"。

正确的做法是，因人而异制定食谱，适度摄入热量，并长期坚持，三大营养素组成比例要合理，食物品种要多样化。一般来说，碳水化合物所提供的热量应占饮食总热量的 50% ～ 60%，除体力劳动者外，每日碳水化合物摄入量，女性为 200 ～ 250 克，男性为 300 ～ 350 克。

5. 多吃鱼有好处吗

很多糖友认为，既然粮食会在体内转化为葡萄糖，引起血糖升高，那么进食含蛋白质为主的鱼类，就不会有这些烦恼，应该可以多吃了吧。

这种看法过于片面了。的确，鱼类主要含蛋白质，表面上看它并不会影响体内的血糖水平，实质上，摄入过多的蛋白质会增加膳食的总热量，而且可通过糖异生作用转化为葡萄糖，使血糖升高。另外，摄入过多的蛋白质，还会使肾小球滤过率增加，加重肾脏的负担，引起高尿酸血症。

糖尿病饮食疗法提倡平衡蛋白质，即饮食中蛋白质提供的热量一般不超过总热量的15%。推荐成人按每日每千克理想体重0.8～1.2克蛋白质的量摄入；儿童、孕妇、哺乳期妇女、营养不良或伴消耗性疾病者可增至1.5～2.0克；合并糖尿病肾病，但肾功能正常者应限制至0.8克，

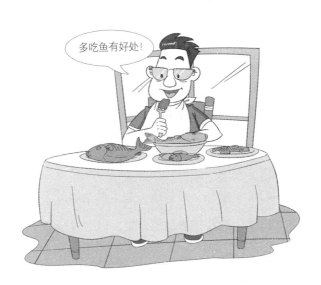

血尿素氮升高者应限制在 0.6 克。与此同时，至少要有 1/3 的蛋白质来自动物蛋白，以保证体内必需氨基酸的供给。

6. 水果真的不能吃吗

其实这个问题前面已经讲过了，在此为大家拣重要的说。新鲜水果色泽鲜艳、味道甜美，许多糖友怕吃后会引起血糖升高而不敢吃。其实，水果中含有丰富的可溶性纤维素——果胶，果胶在胃肠道遇水后，与葡萄糖形成黏胶，能减慢糖的吸收，使餐后血糖和胰岛素水平下降，并兼备降胆固醇的作用。另外，水果中含有多种微量元素（如铬、锰等），对提高体内胰岛素活性很有帮助。因此，在血糖得到控制的情况下（空腹血糖小于 7.0 毫摩尔 / 升，餐后血糖小于 10.0 毫摩尔 / 升），适当进食水果对人体有益无害。一般来说，两餐之间吃一份（含热量为 90 千卡）左右的水果较为适宜，例如 150 克左右的苹果。

7. 吃多了，加点儿药就行吗

一些病友以为，饭吃多了，加大用药量，使食物和药物两相抵消，血糖自然就不会升高了。事实并非如此。如果您用的是胰岛素促泌剂，随意加大用药量，可能加重胰岛负担；而其他类型的降糖药，用药量偏大时，其不良反应也会随之增加；即使是注射胰岛素的病友，加大胰岛素用量也可能引起体重增加，对身体无益。偶尔多吃了点儿临时增加些药物是合理的，但要注意药物增加的分量，过多过少均不宜。

8. 蜂胶、蜂蜜、蜂王浆有助于降血糖吗

蜂蜜美容养颜、滋阴补肾的功效是顶呱呱的，不知从何时起，蜂蜜、蜂胶、蜂王浆的药用价值越来越广泛，蜂蜜和蜂王浆可以降血糖的说法在糖友中广为流传。

如果大家去查一下蜂胶、蜂蜜或者蜂王浆的成分，就不难发现蜂蜜和蜂王浆中含有较多的单糖，而单糖较双糖及多糖更易于被消化、吸收，病友进食后不但血糖不会降，反而会令血糖升高得很快。因此，医生们并不提倡糖尿病病友多吃蜂蜜和蜂王浆。各位病友也不要听信传言，以免对身体健康带来伤害。

关于糖尿病饮食的那些事儿，如果一一列举的话，估计说上个几天几夜也说不完。不过，正确的饮食调理对糖尿病的治疗至关重要，建立科学的饮食理念，相信每一位糖友都会从中受益。

六、烟酒的选择

人类有时候很奇怪，明知道吸烟有害健康，还对它不离不弃；明知道酗酒很伤身体，却还总是不醉不归。烟酒伤身，请慎重对待烟酒。

1. 绝不要让烟熏坏了你的身体

生活中香烟随处可见，主动吸烟者、被动吸烟者比比皆是，有些二

手烟受害者常常笑称自己被烟熏坏了。试想一下，一支香烟被点燃，白色的烟像云一样弥散开去，这些白色的烟就是一群白色的幽灵，它们包括尼古丁、焦油、烟碱这几大有害成分，它们能够变换形状，无孔不入，进入吸烟者的血液，渗透到吸烟者的组织中，这些有害物质就像一个个杀手，对人健康的身躯赶尽杀绝……想到这里，你还有吸烟的冲动吗？

对于糖尿病患者来说，吸烟的害处就更大了，这些杀手制订了多套伤害糖友的计划，每一个计划都能带来严重的后果。

计划一：烟中的某些成分能够刺激肾上腺素分泌，而肾上腺素是一种能够兴奋交感神经并升高血糖的激素，可造成吸烟者心动过速、血压升高、血糖波动，如此一来，不仅病友们的血糖无法好好控制，连心脏都会受到牵连。

计划二：糖尿病患者的血管内壁往往不光滑，血液黏稠度大，红细胞变形能力下降，本来就容易发生血管阻塞，吸烟会造成血管进一步收缩，特别容易造成大大小小的血栓阻塞血管。阻塞了脑血管就是脑血栓或腔隙性脑梗塞，阻塞了心血管就是心绞痛或心肌梗死，阻塞了下肢血管就是下肢缺血甚至坏死，阻塞了肾脏或眼底的血管，就会加重糖尿病肾病或者严重影响视力。

计划三：吸烟能使糖尿病患者的肾病迅速恶化。通过研究，专家们发现：吸烟的糖尿病患者的肾功能衰竭比不吸烟的患者要严重得多，即使服用药物降低吸烟者的血压，这些患者仍能感觉到他们的肾功能在下降，不吸烟的病友肾功能虽然也在下降，但相比之下要轻微得多。糖尿病能导致肾功能障碍，而为什么吸烟能加速这一进程，目前还不清楚。但能够确定的一点是，吸烟可加大肾组织血管的阻力，使血压升高，血管收缩。反之，戒烟则能减缓肾病的恶化。

再次奉劝各位爱好吸烟的糖尿病病友：为了自己的身体，和香烟说 Bye Bye 吧！

2. 爱亦是酒，恨亦是酒

人们老说"烟酒烟酒，知己朋友"，在商场里，烟和酒也老是摆在相邻柜台售卖。刚才说了半天烟的害处，糖糖我想中肯地评论一下酒。酒文化的博大精深，你们比我懂得多，饮酒能活血化瘀、舒筋通络，你们也比我有体会。不得不说，酒是具有一定养生保健作用的，平日里饮上一小杯，养心、养生还养性，可是一旦生病就要另当别论了。

糖尿病病友能不能喝上几杯呢？有人认为喝酒可以减少饭量，有利于控制饮食，况且白酒的主要成分是乙醇，乙醇进入人体后迅速氧化产热，热量经皮肤迅速散发，几乎不能利用，更难以转化为糖原或以脂肪的形式储存起来，所以，糖尿病患者喝酒是有益健康的。其实这是一种误解。也有人认为适量饮酒能活化血管，对改善糖尿病病友的血管病变有所帮助。这种看法可能有一定道理，但总的看来，酒精对糖尿病病友是弊多利少。

酒的种类很多，但其主要成分是酒精（乙醇）。下面是各种酒的酒精含量：鲜啤酒 3.1% ～ 3.5%，白葡萄酒 12%，红葡萄酒 14.4%，苹果酒 15%，加饭酒 18%，白兰地 40%，二锅头 65%。

长期大量饮酒对健康人影响很大，对糖尿病病友的危害更大：

① 酒精在肠道不经分解而被迅速吸收，进入血液循环到达肝脏氧化分解成乙醛。乙醛在体内排出很缓慢，容易在体内蓄积，引起酒精中毒症状，如恶心、呕吐、头晕、头痛等。

② 空腹饮酒容易发生低血糖。酒精可以抑制肝脏的糖原异生（指由脂肪等非糖物质转化为糖）以及糖原分解（指作为能量储备的肝糖原分解为葡萄糖）反应，使血糖自动调节机制受损，从而导致严重的低血糖。因此，糖尿病病友喝酒时一定要吃主食，切忌晚餐空腹大量饮酒，尤其是那些晚上注射中长效胰岛素，或服用优降糖的糖友，以免夜间发生严重低血糖。

③ 糖尿病病友饮酒容易使血中甘油三酯浓度升高，加快肝脏中的脂肪合成和堆积，导致脂肪肝甚至肝硬化。另外，血脂升高还能促进血管壁发生硬化。

④ 糖尿病病友常伴有高尿酸血症，饮酒可使血尿酸进一步升高，容易诱发或加重痛风。

⑤ 酒精能直接损坏胰腺，使原本受损的胰腺功能再遭重创，雪上加霜。

⑥ 糖尿病病友过量饮酒可造成酒精性酮症酸中毒，加上饮食无度（过饱或饥饿）、中断使用降糖药物或伴发感染等，也可加重糖尿病病情，严重者甚至可危及生命。

3. 如何做到适量饮酒

看了刚才的介绍，想必大家已经深知饮酒危害甚大，绝不可放纵豪饮。那么病友们应如何掌握饮酒量呢？从长远来讲，糖尿病病友应彻底戒酒，但从现实情况看，存在一定难度，在一定的条件下少量饮酒还是允许的。

糖尿病患者可以少量饮酒的条件是：

Chapter 6

① 血糖控制良好，空腹血糖在 7.8 毫摩尔 / 升以下；

② 无严重并发症，不合并其他严重疾病；

③ 肝功能正常；

④ 非肥胖者；

⑤ 已经征得主治医生的同意。

符合上述条件的糖尿病病友，若想饮酒，宜选择含糖度低的干红、干白类葡萄酒，其他如啤酒等酒精度数较低的酒也可适量饮用。饮酒量应控制在以下范围：30 度烧酒 80 毫升，或啤酒 400 毫升，或葡萄酒 200 毫升，或威士忌 70 毫升。当然，此量为每次最大允许量，实际饮酒量宜减半，且每周饮酒不应超过 2 次。啤酒虽然酒精含量低，但总热量高，多饮可以导致血糖控制不良，而且特别容易诱发痛风，因此不宜多饮啤酒。

同时，要避免空腹饮酒，以防出现低血糖。饮酒时也要注意控制饮食，以免影响糖尿病的饮食治疗。同时还要限制每周的饮酒次数，以保护肝功能。

具有以下情况的人最好坚决戒酒：

① 血糖控制不好的病友原则上应禁止饮酒。饮酒可能打乱和干扰饮食控制计划，使血糖难以控制。

② 经常发生低血糖，有糖尿病酮症甚至酮症酸中毒等急性并发症时，要绝对禁止饮酒。

乙醇对人体代谢的影响是多方面的。例如，使糖尿病病友的病情不容易控制。对营养状况较好的病友来说，饮酒可能会使血糖升高；对营养状况不佳的病友来说，饮酒有可能会使血糖降低。更糟糕的是，有的病友喝得酩酊大醉，这就更危险了，因为低血糖的症状有时与醉酒相似，容易混淆，从而耽搁对病友的抢救。此外，长期饮酒还可以引起高脂血症、糖尿病酮症酸中毒等。当然这与饮酒量、饮酒速度、饮酒时间以及饮酒时的进食量等因素有关。但就糖尿病病情本身而言，病友应彻底戒酒才是。

此外，在此提醒广大病友：酒后勿服镇静剂或安眠药，否则会放大药物作用，引起中毒。

七、糖友的生活法则——不要因糖而变，又必须因糖而变

糖尿病的确改变了我们的人生，但更坚定了我们享受生活的决心。既然我们的生活离不开糖，为何不和糖交个朋友，善待糖、重视饮食，如此一来，我们就能生活得很好！不要因糖而变得这不吃那不吃。民以食为天，吃是人的本能，是每个人的权利。但吃不好会使血糖难以控制。在此，我为大家支个招，把最重要的糖尿病的饮食宝典告诉你们，那就是"粗茶淡饭，七八分饱"。

饮食治疗的重要性不需要过多强调，为了更好地生活，我们必须和糖尿病和谐共处，我们应该改变自己原来不好的生活习惯，做到戒烟限酒，快乐心态。

最后，希望大家吃得健康、吃得放心、吃得开心；吃得营养、吃得美味、吃走糖尿病！

还是那句话："不要让糖尿病剥夺你享受生活的权利，尽情享受生活。"

第七章
运动是药，有时胜药

一、运动是一剂不花钱的良药

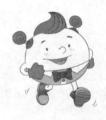

体力活动过少是 2 型糖尿病患病率迅速增高的一个重要因素。研究表明，运动是治疗 2 型糖尿病的重要一环，甚至可以预防糖尿病前期发展为糖尿病。

每位糖友都可根据自己的喜好选择适合自己的运动。运动疗法简单易行，是一剂不花钱的良药。但在实际生活中，糖糖发现许多糖友总是试图寻找各种理由，比如没有时间啦，没有场地啦，今天不舒服啦，等等，不愿意服这剂良药。也有糖友一听说运动有好处，就大跃进式地开始运动疗法，有的因为运动量太大，导致低血糖发生而终止了运动，也有的因为运动不得法效果不理想，还有的不知道运动防护，出现了运动损伤。

科学、合理地运动是小付出大回报。所以，今天糖糖和大家一起来聊聊运动这剂良药的益处和我们应该怎么运动。

1. 动一动，降糖好轻松

运动是如何降低血糖的呢？让糖糖我详细告诉你：首先，运动可使肌肉组织利用葡萄糖增加，使血糖下降；其次，运动可以减轻体重，使胰岛素敏感性得到改善；再次，运动可以改善外周组织对糖的利用，使血糖下降；最后，长期运动还可促使肌肉更多地利用脂肪酸，改善血脂水平，从而延缓高血脂、高血压和冠心病等心血管病变的发生和发展。

2. 饭后百步走，到底怎么走

俗话说"饭后百步走，活到九十九"，这是对运动益处的最佳解释。但是，这里的"饭后百步走"并不是说饭后马上去运动去走百步，而是指饭后过一会儿再去百步走。饭后多长时间去百步走，也是因人而异的，比较通用的是"饭后半小时百步走"。为什么饭后百步走有益健康长寿呢？就听糖糖我慢慢道来吧。

正常人饭后散步有益健康。适当的小憩和散步，对提高饮食中枢的兴奋性，改善消化腺功能，促进肠道有规律地蠕动，帮助消化和吸收是很有益处的。

然而，饭后百步走，怎样走是个关键。饭后进行过强的活动不仅不能增进消化功能，反而会有损健康。要知道，进食后，胃就开始了紧张的工作，不断地蠕动，以使食物在胃内和胃液充分混合，碾磨成食糜，并逐渐推送到十二指肠。在这个消化和吸收的过程中，消化道的血循环量要比平时多，而饭后快步走或骑自行车时，下肢需要的血液量势必增加，结果就减少了消化道的血液供应。另一方面，饭后过量活动，会使心跳加快，血管高度收缩而产生身体不适。因此，现代医学大多主张，饭后要先小歇片刻（0.5 ~ 1 小时），然后到户外散步二三十分钟。饭后小歇的时间和散步的分寸也要因人而异。一般来说，饭后百步走适合于平时活动较少，尤其是长时间伏案工作的人，同时也适合形体较胖或胃酸分泌过多的人。这些人饭后散步 20 来分钟，有助于劳逸结合，减少脂肪堆积和胃酸分泌，有利于身体健康。而体质较差，体弱多病，尤其是患有胃下垂等疾病的人，非但饭后不能散步，就连一般的走动也宜减少，而且应在饭后平卧 10 分钟。

二、如何运动

1. 运动有"法"可依

运动虽好，但也要做到运动有法，只有做到了运动有法，才能最大限度地从运动中受益。

下面糖糖就先和大家谈谈如何选择运动时间。

许多糖尿病患者喜欢在清晨起床后便出门锻炼，并认为晨练越早越好，其实这是不科学的做法。清晨太阳尚没有出来，绿色植物无法进行光合作用，此时大气中仍然有大量的二氧化碳，在这种环境下运动对人有害。

糖尿病患者最佳的运动时间是在早餐后 1 小时左右。空腹锻炼会使血糖下降过多、过快，容易发生低血糖。

注射胰岛素的患者，锻炼应在胰岛素作用最强的时间之前，即在饭后半小时或 1 个半小时内。

如果锻炼安排在早餐前，运动前最好用血糖仪检查血糖，以防运动造成低血糖发生。如果血糖在 6.0 毫摩尔 / 升以上，可以进行锻炼。如果低于 6.0 毫摩尔 / 升，则应进食少量食物后再运动。

常言道："卫生是良药，锻炼是金丹。"任何事情都是"不怕难字挡道，就怕懒字沾身"。对于糖尿病患者来说，运动锻炼是防治糖尿病、控制并发症非常经济有效、安全可靠的"良药"，要提高认识，丢掉幻想，克服"懒"字，制订计划，选准目标，讲究方法，长期坚持。

运动需要长期坚持才会产生效果。"三天打鱼，两天晒网"是不可能取得很好的治疗效果的。有些糖尿病患者对运动治疗坚持得很好，而有些患者则坚持得不好，究其原因，是他们对运动的必要性认识不足。

对运动没有兴趣，除了没有认识到运动的益处外，还有就是与所进行的运动项目不恰当、所选择的运动形式单调有关。其实，适合糖尿病患者的运动方式是多种多样的，散步、跑步、爬山、游泳、划船、打球、跳舞、做操、骑自行车都行。糖尿病患者可以根据自己的身体状况和兴趣爱好选择适合自己的运动方式。

散步是最好的有氧运动，它既能让大脑得到放松，又能有效消耗热量、锻炼身体，是老少皆宜的运动项目。

2. 哪些糖友不适合运动

有以下情况的糖友暂时不适合运动：

① 冠心病伴心功能不全。

② 增殖性视网膜病变。

③ 有蛋白尿的糖尿病肾病。

④ 糖尿病严重神经病变。

⑤ 足部溃疡。

⑥ 急性代谢性并发症期间。

⑦ 空腹血糖大于 16.0 毫摩尔 / 升。

3. 糖糖的降糖宝典：运动处方

下面糖糖要给大家开处方了。但让人头痛的事情来了，大家的高矮胖瘦、各自喜好都不一样，这处方怎么开呢？糖糖的脑子还是转得很快的，只要我们知道了以下知识，大家就能自己开出运动处方了。所谓"授人以鱼不如授人以渔"，下面就听糖糖娓娓道来吧。

首先，我们应该知道常见的运动方式和它们的强度分类。

运动强度分级与运动形式举例

运动强度	运动形式举例	能量消耗情况
极低强度运动	散步（每分钟 40 米）、家务劳动等	运动 30 分钟可消耗能量 80 千卡（332.5 千焦）
低强度运动	平地骑自行车、做广播操、中速步行（每分钟 80 米）、练健身操等	运动 15 分钟可消耗能量 80 千卡（332.5 千焦）
中强度运动	上楼梯、游泳、快速步行（每分钟 90 米以上）、慢跑等	运动 10 分钟可消耗能量 80 千卡（332.5 千焦）
高强度运动	划船、滑冰、打篮球、打排球、跳绳等	每分钟可消耗能量 80 千卡（332.5 千焦）

其次，我们应该知道运动时间的选择。对于糖尿病患者来说，最佳的运动时间是餐后半小时。饭前锻炼容易造成低血糖。

再次，我们还应该掌握运动的强度和频率。糖尿病患者可在医生的指导下选用极低强度或低强度运动，每周锻炼 3～4 次，每次 20～45 分钟，运动后心率不超过"170（次 / 分）－年龄"，运动后血压不超过 200/106 毫米汞柱。如果是做剧烈运动的话，必须在运动前做好准备活动，以免心率突然加快，心脏负荷加重。糖友的运动必须因人而异，根据年龄、性别、性格、爱好、病情、身体状况等具体情况而定，灵活掌握。

最后，糖糖再告诉大家几个运动治疗中必须注意的问题，大家可要记住了：①运动前后必须检查足部健康状况，运动中要时刻注意保护足部，鞋袜要舒适。②避免在过冷或过热的环境中运动。③血糖控制很差时不宜运动。④保证充分的水分补充，避免脱水。⑤用胰岛素治疗者，运动前、中、后要进行血糖监测，以防发生低血糖。

4. "糖妈妈"的运动选择

生一个健康的宝宝是每位母亲的心愿。现在生活条件好了，在怀孕期间，为了肚子里小宝宝的健康成长，孕妈妈们得到了很多优待，出门有老公陪伴，家务由妈妈、婆婆包办，有的孕妇干脆大门不出、二门不迈，结果一不小心，幸福的烦恼就找上门了，出现了妊娠糖尿病，加入了"糖妈妈"的行列。妊娠糖尿病妇女和原先就患有糖尿病的怀孕女性我们统称为"糖妈妈"。那么，"糖妈妈"们该如何运动呢？这里面可有些学问呢，下面糖糖我就和"糖妈妈"们一起聊一聊。

首先建议健康的孕妇每周至少积极地进行两个半小时的中等强度运动，目的是防患于未然。体育锻炼可以使肌力、循环系统功能得到改善。经常参加体育锻炼不仅可以降低孕期体重，还会增强机体对胰岛素的敏感性，从而有助于降低血糖，有效降低日后发生 2 型糖尿病的风险。研究表明，每天快走 30 分钟以上或爬 15 层楼梯，可以明显降低女性患妊娠糖尿病的风险；快步走但不进行剧烈运动的女性，其发生妊娠糖尿病的可能性比那些缓慢散步的女性低 34%。孕期进行体育锻炼还可以调节情绪，改善身体姿态，提高睡眠质量，让你轻松应对工作，还有就是能加快产后身体恢复。

对于"糖妈妈"来说，由于孕期胎盘激素的大量分泌，会使韧带松弛，关节不稳，因而，"糖妈妈"宜选择比较舒缓、有节奏的运动。美国妊娠协会推荐的孕妇运动形式包括：会阴收缩运动、游泳、散步、慢跑、骑车、爬楼梯、练瑜伽、做有氧健身操、跳舞等。

① 会阴收缩运动：可以加强盆腔底部肌肉的力量，这不仅有利于生产，避免孕期羊水漏出和痔疮的发生，还能促进产后会阴愈合，恢复膀胱控制。孕妈妈可在任意时间进行会阴收缩锻炼。

② 游泳：水中运动可以减轻孕期体重增长对关节的负荷，游泳需要全身多数肌肉的参与，可以很好地刺激心肺系统。

③ 散步：散步是绝大多数医生推荐的运动，它安全、易执行，对身体有众多益处。散步时，要注意抬头挺胸，摆动双臂，伸展胸廓，会阴部肌肉要收缩，足跟先着地，步速由慢到快，锻炼时间由短到长。

④ 慢跑：如果您有跑步的习惯，孕期可以继续坚持。如果没有，需要听取医生的意见。参加慢跑时，要注意穿着舒适的鞋子，适量饮水，避免体温过高。

Chapter **7**

⑤ 骑车：骑车可以减轻体重对下肢关节的负担。通常是骑行功率自行车（静态）。

⑥ 爬楼梯：爬楼梯可以使运动中的心率较快提高。

⑦ 练瑜伽：瑜伽拥有悠久的历史，可以减缓身体的疼痛。但对于孕妇来说，要注意避免一些剧烈的、过伸的动作。通常可以购买 DVD 盘，在家中自我练习。

⑧ 练有氧健身操：跳操时注意保持身体的平衡，避免跌倒；尽量选择专门为孕妇开发的课程；注意减少身体平躺的时间。

⑨ 跳舞：可在家，也可在一些健身会所进行，但要避免做过多的旋转和跳跃动作。

对于"糖妈妈"们的运动来说，最关键的一条是"安全"。"糖妈妈"们可以根据自身的情况，选择适合的运动形式，但千万不能进行剧烈的运动，如跑步、球类运动、做俯卧撑、滑雪等，这些运动都可能对孕妇和胎儿造成损伤。

5. ／ "糖妈妈"的锻炼方法

妊娠期对抗胰岛素的激素水平常在清晨较高，这就导致患妊娠期糖尿病的妇女在早晨易发生高血糖。因此，早餐后散步对妊娠糖尿病妇女控制血糖非常有好处。餐后 1 ~ 2 小时也是比较合适进行运动的时段，因为此时血糖浓度较高。

上肢运动不易引起宫缩，是最安全、最有效、最易被接受的孕期运动方式。因此，对于"糖妈妈"，也包括妊娠晚期的"糖妈妈"，都可以选择上肢运动。

需要注意的是，遇到下列情况，"糖妈妈"们要终止运动，必要时看医生：①出现低血糖的征兆；②阴道出血；③气短、头晕、头痛、胸痛、肌肉无力、小腿疼痛或肿胀；④胎动减少；⑤羊水渗出；⑥无流血的子宫收缩。

此外，"糖妈妈"们还需要知道一些运动的注意事项：①准备一些含碳水化合物的小吃，如糖果、含糖饮料等，以应对低血糖；②先做热身运动，如小心的拉伸，然后再开始锻炼；③在锻炼前、锻炼中和锻炼后都应补充足够的水分，以免在出汗过多的情况下引起脱水；④不做仰卧位和抬高臀部的练习；⑤锻炼临近结束时，应有足够的时间逐步降低活动量，让身体慢慢恢复下来。

6. 动一动，血糖怎么反而高了

糖糖我见过不少病友在确诊糖尿病后，就开始变得缩手缩脚，不敢去做运动，生怕血糖"上蹿下跳"。有些患者还真的吃了做运动的亏，比如下面的这位——梁姨。

梁姨近三个月来不知不觉瘦了近 10 斤，而且总是觉得口渴，每天能喝两大壶水，也特别能吃，每餐三碗饭，不到两个小时又饿了。家人催她到医院看看，结果一查，空腹血糖高达 15 毫摩尔／升，原来是患了糖尿病。梁姨得知糖尿病的危害后可着急了，她听说运动可以降低血糖，便每天一大早就到公园跑步、打太极拳，一口气锻炼两个多小时，不到满头大汗、心慌气促不罢休。一段时间后，梁姨去医院复查空腹血糖，结果竟高达 18 毫摩尔／升。"怎么回事，锻炼了这么长时间，血糖不但不降反而升高了？"梁姨担心极了。

Chapter 7

梁姨的血糖升高就是典型的因为运动方式选择不当造成的。看了这个例子，想必很多人都会心有余悸吧。不过大家也不用过于担心，运动疗法是科学的，患者大都可以通过运动疗法取得不错的效果。但是，一定要制订合适的运动计划，向医生咨询该运动计划的可行性，运动前后以及运动时要牢记糖糖的叮嘱，相信运动会为你带来无穷乐趣的。

三、系上安全带，警惕低血糖

说到这里，大家可能觉得奇怪，不是说运动吗，怎么突然说起低血糖来了？其实，低血糖是在运动过程中很容易出现的一种情况，运动过量或者运动方法不对都有可能给低血糖乘虚而入的机会。因此，我们应当认识低血糖，尽量避免它在治疗过程中出现。

1. 低血糖症状"三部曲"

低血糖的诊断标准为血糖低于 3.0 毫摩尔 / 升。低血糖有七十二变的本事，表现多样，总结一下可称其为"三部曲"。

首先是序曲（较轻的表现），患者会出现心慌、出汗、手抖、头晕、饥饿感、烦躁、全身无力等。序曲阶段如不及时处理，血糖继续下降，就会步入进行曲（较重的表现）阶段，此时患者可出现各种精神改变的表现，如话多、答非所问、异常兴奋、幻觉、又唱又跳、神志不清、发呆等。如果这时还不理睬，血糖再继续下降，那低血糖就要下"黑手"了，下一步就到了终结曲（很重的表现），患者就会完全失去知觉，出现抽搐、昏迷，最后变成植物人，甚至死亡。

许多病史超过 5 年的糖尿病患者，最初血糖偏低时会出现饥饿、出汗、焦虑以及心率增快等，但到后来这些症状越来越不明显，甚至有时会毫无察觉，而有的时候仅仅表现为犯困想睡觉。

低血糖的表现变化多端，识别起来的确有一定难度，在这里，糖糖教您一个最简单的方法，那就是：如果家人发现患者有和往常不一样的言行举止，就立即给他测一下血糖，看看到底是不是出现了低血糖。如果当时没有条件测血糖，可以让他进食一些含糖的食物（如糖果）或含糖饮料等，如果患者的症状得到了缓解，那么低血糖的可能性很大。

2. / 及时识别，转危为安

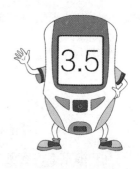

糖糖给大家讲一个案例，通过这个案例，大家可以更好地了解低血糖的危害。

陈老伯患糖尿病多年，平时使用胰岛素治疗，但陈老伯年龄大了，视力不好，1 毫升注射器上的刻度看得不是很清楚，所以他每次都是凭感觉抽多少打多少。一天晚饭后，陈老伯和老友一起聊天。没想到聊着聊着，陈老伯的说话声音突然变大，并且胡言乱语起来。起初，大家以为他在开玩笑、逗闷子，看着他那副滑稽相，大家都忍不住哈哈大笑。后来发现情况不对头，急忙送他到医院。结果一查，血糖只有 1.2 毫摩尔 / 升，医生说是严重的低血糖，估计是胰岛素注射过量所致。迅速静推葡萄糖后，陈老伯才转危为安。

这个案例说明低血糖来势凶猛，不过只要及时识别它，积极应对，它消失得也很快。但如果不能及时识别它，那可能就会酿成无法挽回的悲剧。

3. 第一时间的自救

面对危机，人们常常手足无措，而事实证明，发生紧急情况时，如果人们能够及时采取正确的措施，会把不良后果降到最小。

低血糖是糖尿病患者需要时刻警惕的。因此，我叮嘱各位应用胰岛素和磺脲类降糖药的病友，应随身携带含糖食物以备自救，如糖块、面包、果汁等。有低血糖症状时，可立即拿来补充少许糖分，一般低血糖症状会在 15 分钟内缓解。如果低血糖症状没有缓解，可再食用一些，如果症状仍不缓解，则应到医院诊治。

经常发生低血糖的病友，应及时到医院请医生帮助找出自己频发低血糖的原因，这样才能有效预防今后低血糖再发。

总体说来，预防低血糖最好有一个良好的生活习惯：

① 平时应注意按时按量进餐，万一延迟吃饭，应先吃些饼干、水果等食物；

② 保持每日运动量基本稳定，如体力活动增加，活动前应适当加餐，或减少降糖药用量；

③ 降糖药物的种类和用量需要在医生的指导下根据血糖变化情况做适当的调整；

④ 用胰岛素时剂量要弄清，注射胰岛素的患者最好自备小型血糖监测仪，经常监测血糖。

4. 低血糖与高血糖

糖尿病可以说是个难缠的主，不好对付，你强他就弱，你弱他就强。在降"糖魔"的路上，每位患者都会和高血糖、低血糖这两兄弟碰面交手。人们往往认为糖尿病是以血糖升高为主的疾病，血糖低一点总比高一点好。其实，低血糖比高血糖更可怕。高血糖的危害性以年计算，而低血糖的危害性则以分钟计算。

高血糖和低血糖这哥俩性格迥异。高血糖是个慢性子，善于打持久战，一点一点地伤害你，暂时不影响你的生命。高血糖对人体的危害要表现出来一般要经过几年甚至十几年的时间，所以它的危害性是以年来计算的。而低血糖是个急性子，如果不及时"修理"它，它可能在很短的时间内将你"摧毁"。脑组织损伤要是超过 6 小时就不能恢复了，时间再长一些，就会导致患者死亡。即便在深度昏迷时抢救过来，最后也会变成傻子或植物人。所以，低血糖的危害性是以分钟来计算的。

5. 降血糖，埋头拉车，也要抬头看路

低血糖虽然是糖尿病治疗中的常见并发症，但它是可以避免的。在降糖路上，糖尿病患者不能只顾埋头拉车，不抬头看路。用了胰岛素或其他降糖药物，只知道降血糖，却不知道血糖降到了多少，这是万万要不得的。只拉车不看路，很容易把车拉偏了。糖友们一定要勤测血糖，

了解自己的血糖控制情况。

在严格治疗糖尿病的过程中，应该根据自己的实际情况，把血糖控制在一个合适的范围内，没必要一味追求把血糖降到正常水平。

入秋以后，夜长昼短，如果晚饭不能保证整个夜间机体所需的能量，就容易发生夜间低血糖。有资料表明，约 50% 的严重低血糖反应发生在午夜和早晨 8 点之间（通常在凌晨 3 ～ 4 点钟）。所以，睡前血糖一般不要低于 5 毫摩尔 / 升（90 毫克 / 分升）。如果频繁发生夜间低血糖，那只好每天让闹钟在凌晨 3 点的时候把你叫醒，然后监测血糖，如果此时的血糖低于 4.2 毫摩尔 / 升（75 毫克 / 分升），就要适当吃一些食物了。

诸位病友应避免在空腹时剧烈运动，伴有其他疾病，有进食减少、腹泻、呕吐等情况时，要及时调整降糖治疗方案，以防发生低血糖。

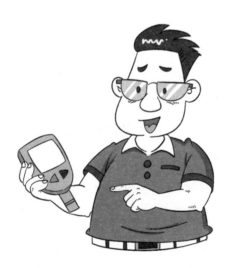

■四、糖尿病患者的精彩运动人生
——奥运会上的糖尿病健儿们

糖尿病，一个困扰着全球 2.5 亿人的慢性疾病，让许多人失去了生活的乐趣，辗转于医院、诊所，饱受并发症的折磨。然而，与诸多丧失原有生活质量的患者形成鲜明对比的是奥运会赛场上的糖尿病患者们。他（她）们用自己的人生传奇，演绎了世纪的风采，赢得了世界的喝彩。

2004 年 8 月 21 日，雅典奥运会男子 50 米自由泳决赛，美国老将加里·霍尔以 0.01 秒的优势勇夺金牌。加里·霍尔先后参加过 3 届奥运会，捧回了 5 金、3 银、2 铜共 10 块奖牌，他还是打破 400 米混合泳接力世界纪录的成员。然而您可曾想到，这样一位泳坛名将却是一位糖尿病患者。

1999 年，霍尔被诊断患有糖尿病，当时他已经是个运动员，医生告诉他要每天打胰岛素，不能参加比赛，最多做些轻度的活动。他一下子感到很绝望。此后他读了很多书，了解了糖尿病的基本知识，知道了只要正确治疗，还是可以生活得很好的。他有幸找到了一位最好的医生，她认为霍尔还能重返泳坛，她建议霍尔与教练一起配合诊治与训练。在被诊断患有糖尿病 5 个月后，霍尔加入了美国国家队，并在随后的比赛中获得了银牌。

2002 年盐湖城冬季奥运会，25 岁的德国冰球女队前锋格伦德曼也是一位糖尿病患者。她同样在 1999 年被诊断为患有糖尿病，当时她瘦了 10 千克，视力也受到了影响。医生告诉她不能再参加比赛了，但她在一位助教的鼓励下，边诊治边训练，就这样，坚强的格伦德曼不仅没有被疾病击垮，还取得了骄人的战绩。

加拿大赛艇选手贾维斯 14 岁被确诊为 1 型糖尿病，2008 年已经 27 岁的他还在加拿大国家赛艇队积极训练，并参加了北京奥运会的比赛。

在过去的 13 年中，贾维斯接连赢得了加拿大中学生赛艇锦标赛的双人桨冠军和其他比赛的诸多金牌。在获得美国波士顿东北大学的赛艇奖学金后，他还代表加拿大队获得世界锦标赛冠军。身为糖尿病患者，贾维斯和其他运动员最大的区别在于他每天都必须依靠胰岛素以保证身体的正常运转和常规训练。贾维斯还和另一位 1 型糖尿病运动员发起成立了一个非营利的关心糖尿病儿童的组织，帮助患病儿童树立积极的人生态度。2007 年 9 月，他带领 5 位糖尿病儿童前往秘鲁攀登海拔 5000 米的高山。

在国际体坛还活跃着不少像加里·霍尔、格伦德曼、贾维斯这样的特殊运动员，如匈牙利击剑名将多莫克斯·弗扬斯基、美国棒球明星杰森·约翰逊等。他们都用辉煌的成绩向世人宣告：糖尿病并非绝症，不是不治之症，一定要有信心去战胜它。1 型糖尿病患者，同样可以挑战运动极限，实现奥运梦想，拥有自己美好的明天。

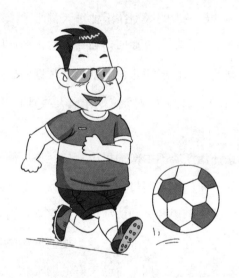

第八章
正视糖尿病，好心情
帮您适应新生活

一、心情决定胜败，
不要为洒了的牛奶而哭泣

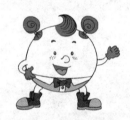

1. 不幸中寻找幸福，坏心情中走出好心情

在这个单元开始之前，糖糖我有些话要送给每位糖友。糖尿病除了会使您的血糖升高或者降低，也会使您的情绪涨落不定。对于糖尿病患者来说，情绪问题如影随形，严重时还会进一步引发心理疾病。我们要认识到：糖尿病是长期存在且不断变化的，它不仅会影响您自己，还会影响与您共同生活的每一个人。对于糖尿病带来的心理和行为变化，我们应该有所准备，并及时自我调整，以维持良好的心境，改善与他人的关系，保持健康生活状态。要知道：人生指数 = 10000……，健康是最前面的"1"，而快乐、地位、爱情、金钱等则是后面的"0"，如果没有了健康这个"1"的话，所有的一切都只是 0。

Chapter **8**

　　我觉得人类社会有一个普遍的现象：病来如山倒。疾病真的这么可怕，能把"无所不能"的人类一下子打倒吗？据我观察，非也。打倒人类的其实是你们自己。

　　有个人相信大家都很熟悉，那就是《三国演义》中的周瑜，他年轻有为，风流倜傥，时任东吴孙权集团的国防部长，优秀和杰出毋庸置疑，但就是死心眼地要和诸葛亮比，最后陷入了心理的旋涡，不能自拔，导致英年早逝。其实打败他的不是诸葛亮，而是周瑜他自己。要知道：退一步海阔天空。

　　得病自然是件不幸的事情，谁也不愿得病。很多人在获知自己得病的消息后会出现短时间的手足无措，会产生许许多多的想法，特别是对于那些特别厉害的大病。冷静下来以后呢？有些人能够用理性的态度来对待疾病，"既来之，则安之"嘛！有些人却瞻前顾后，想到今后的工作、学习和前途，想到家庭生活可能受到的影响，未婚的青年男女还会想到今后寻找配偶可能产生的麻烦。后面这些想法必然会影响患者的情绪，造成苦闷、烦恼、沮丧、忧愁，有时还会紧张恐惧、惶惶不安。这些消极的情绪对于疾病的康复十分不利。

　　其实，糖糖认为，生病虽然不幸，但也是不幸中的万幸。因为生病是在提醒你们，注意保护自己的身体、爱护身边的人，这个时候保持乐观的态度，积极治疗，不仅疾病会被你打败，还会收获健康的心理和体魄，收获珍贵的亲情、友情和爱情。你能说这不是不幸中的万幸吗？在面对糖尿病时，我们千万不可学习三国时期的周公瑾。

2. 药效与心情有关

俗话说："三分治，七分养。"这说明调养在治疗疾病中非常重要。这里的调养，除生活起居、饮食营养、户外活动之外，精神上的调养也是其中一个重要的、必不可少的内容。告诉你们一个秘密：药物在体内要发挥疗效，除了受生物因素的影响外，与人的心情也密切相关。有时候吃了药却没有效果，千万不要怪这怪那，其实就是你的心情在作祟。不信？糖糖我给你举个例子。

张总是一家公司的总经理，一天到晚忙得脚不沾地。近一段日子他感到浑身不适，疲乏无力，头昏脑涨，心情烦躁，吃不下饭，睡不好觉，人也明显消瘦了。他去医院看医生，经过体检，还做了心电图、脑电图、B超、X光等检查，也没发现什么大毛病。西医说他是神经衰弱，中医说是心肾不交、脾胃不和。可他吃了不少镇静安神、健脑补肾、健脾和胃的中西药物却丝毫无效。张总不免满腹狐疑，吃这么多的药为啥都不起作用呢？

听听医生怎么说吧：药物在体内代谢及发挥作用的过程中，既受生理因素的影响，又受心理因素的影响。像张总这种情况在临床上较为常见，经检查无器质性疾病，并不能说没病，出现的种种症状，可以说是"心"累引起的，就是我们常说的身心疲惫吧。心理上的失衡，导致大脑皮层功能调节失常而出现一系列功能紊乱的现象。因无病理方面的改变，所以说借助现有的仪器是无法查出什么病的。但是这种亚健康状态也是不容忽视的，此时机体某些脏器的功能已发生了一些变化，这些变化势必影响药物的代谢过程，使药物难以发挥疗效。

Chapter 8

不良情绪的反复对血糖控制是有害的。发现糖尿病后，有些患者产生了焦虑、抑郁、恐惧、无助等不良心理，结果导致治疗依从性差，不及时就医，不规律吃药，不定期检查，那么血糖控制差的结果就势必发生，并发症增多、病情进展快就不言而喻了。所以，调节好情绪是很重要的。

3. 抗击糖尿病需要乐观的心态

在糖尿病的治疗过程中，好心情和坏心情影响着治疗的效果，不同的心情会有不同的治疗效果。人有悲欢离合，月有阴晴圆缺，人生在世，总会遇见这样或那样的不愉快，我们需要控制自己的情绪，从坏心情中走出来，不然只会是一个失败者。

曾经有位事业有成的张女士，她人到中年患上了糖尿病。疾病不但打击了她的事业，也打击了她的自信。但是，经过一番深刻的思考后，她决定积极接受医生的治疗，并且通过饮食治疗、运动治疗把久违的自信、笑容都找了回来。张女士不仅病情控制得很好，事业也更上了一层楼。

另外一位刘先生则恰恰相反，天生忧郁多疑的他总认为糖尿病很难治，每天担心自己的病治不好了，甚至杞人忧天，怀疑自己得了癌症。这样一来，虽然他药照吃，饮食照控制，运动也不耽误，就是无法取得较好的治疗效果。结果刘先生整天愁眉苦脸的，觉得生活没有意义。

以上两例只是众多糖尿病患者心情决定疗效的一个缩影，之所以举这两个例子，是想告诉大家千万不要小看了心情对病情的影响。正所谓：好心情伴随，病魔都对你微笑；坏心情缠身，病魔决不会放过你。

二、通向好心情的成功之路

1. 糖尿病患者的心结

所谓"知己知彼，百战不殆"，现在就让我们了解一下得糖尿病后可能会有哪些心理问题吧。一般来讲，患病后的心理表现，依糖友的职业、文化程度、经济条件、家庭结构等的不同而有所不同。

第一种：拒绝型

这类糖友常表现为：得知自己得了糖尿病后的第一反应是："不可能！我好好的，不会有糖尿病的！""我要是不吃那么多糖就好了！一定是检查结果错了，我要再查一次，结果一定是好的。肯定是医生搞错了。"

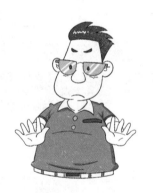

"拒绝"是很多糖友的第一表现，也是不少糖友最难渡过的一关。拒绝会让你选择忽视患病的事实，也可能让你不愿接受正规的治疗。

应对法宝：接受糖尿病教育，治疗见效，心情豁然开朗。

第二种：愤怒型

这类糖友的心理反应常常是："不公平，为什么是我？""我又没干什么坏事，那么多坏人为什么不得？！"

愤怒是对患糖尿病这一事实难以理解的反应。当愤

Chapter **8**

怒妨碍了治疗和与人交往时，它就成为必须解决的问题了。

应对法宝：合理利用愤怒，变悲愤为力量，与糖尿病和谐共处。

第三种：恐惧型

其实每个人心中都有恐惧，对社会的恐惧、对人的恐惧、对动物的恐惧、对突发事件的恐惧……对于糖尿病患者来说，确诊患上了糖尿病确实是一个巨大的打击，这时各种各样的想法会铺天盖地而来。我们来看一个例子：王先生，40岁出头，刚体检发现糖尿病，他一脸恐惧和无奈地走进诊室，拿着化验单问医生："大夫您实话告诉我，我是不是得了糖尿病？体检中心的医生说我是糖尿病。"医生仔细看了他的检查结果：空腹血糖10毫摩尔/升。医生说："王先生，您的确得的是糖尿病。"王先生半晌没说出话来。医生问他怎么了，他说："大夫，您刚才的'糖尿病'三个字对我来说如同晴天霹雳呀！"说着说着，王先生的眼睛湿润了。通过翻看他的病历，医生发现他三年前被诊断患了高血压，两年前被诊断患了高血脂。医生问王先生："三年前，您被诊断患高血压时是什么感受？"他说："没什么呀，开始天天吃降压药呗。"医生又接着问："那么两年前被诊断患了高血脂，您有没有晴天霹雳般的感受？"他说："没有，血脂高，吃东西稍微注意一下就是了，有什么好怕的？"医生很纳闷：同样是病，糖尿病、高血压、高血脂都是人类健康的大敌，为什么王先生单单对糖尿病如此恐惧呢？医生又追问王先生为什么单单对糖尿病如此恐惧？王先生说："得了糖尿病就意味着从此我就要改变生活方式了，再也不能像以前一样，想吃什么就吃什么，想喝什么就喝什么，'忌口'二字将时刻笼罩心头；剧烈运动不能参加了，运动也要按照规章办事，感觉手脚都被束缚住了；从此就要开始接受治疗了，每天都要打针吃药，还得定期去复查，每天还要自测好几次血糖；如果控制不好的话还要住院，在消毒水味儿浓郁的病房里生活；而且，从此以后，并发症就盯住我了，糖尿病的并发症可怕极了，曾经听说有的患者死于酮症酸中毒，有人因并发下肢坏疽而截肢，还有人因并发眼底出血而失明，血糖高还会影响心脏、肾脏……还有，发生低血糖反应的时候如果旁边没有人，我怎么办啊？甚至还需要全家人为我而改变生活习惯，久而久之，大家会不会嫌弃我呢？会不会因为我的病引起家庭关系不和睦呢？总之，还有很多很多……"

恐惧是因为你不了解糖尿病，或者对糖尿病一知半解。

应对法宝：如同打仗一样，主动进攻是最好的防守，正确地掌握糖尿病知识是战胜糖尿病的武器。

第四种：焦虑型

烦恼是伴随着人们成长起来的，一个人一辈子要遭遇很多烦恼，读书、工作、恋爱、结婚、生育，每一件人生大事都是伴随着烦恼走过来的。糖尿病病友有更多的烦恼，烦恼太多，就成了焦虑。大多数人患糖尿病后思想负担很重，思虑重重，想法很多，瞻前顾后，左思右想；其实他们往往对疾病都不了解，对治疗和恢复也是盲目的，担心的事情多了，自然也就焦虑上瘾了。大多数病友并不承认自己有焦虑症，却对焦虑状态习以为常。很多人对注射胰岛素焦虑万分：有些病友把胰岛素比作毒品，认为打了就撤不下来，不到万不得已坚决不用胰岛素，这种焦虑就来源于对胰岛素治疗的误解。

焦虑是因为对今后没有信心，对治疗没有信心。

应对法宝：正确掌握糖尿病知识，明白糖尿病是可以战胜与和谐共处的。在这本书中，您可以读到许多降糖明星的故事，您看后就会明白，糖尿病原来如此，别人行，我也行，我完全可以与糖尿病和谐共处。

第五种：抑郁型

现在的年轻人爱把"郁闷"挂在嘴边，其实他们根本就不了解什么是真正的郁闷。糖糖我见过真正的抑郁症患者，也见过那些久经糖尿病折磨而抑郁的人，他们的抑郁来自于自己，来自于自己给自己的压力。糖尿病患者的抑郁发生率是正常人的 3 倍，而且女性患者比男性患者更容易经历抑郁。他们常常表现为缺乏愉悦感，无端扩大小事；厌食，体重下降，记忆力减退，注意力不集中，乏力，失去以往的兴趣与爱好；长期失眠，尤其以早醒为特征；思维迟钝，遇事难决断；自卑自责，对未来失去自信；脾气暴躁；不愿与人交往，闭门寡居；对性生活无兴趣，甚至厌恶；常不由自主地产生空虚感；常想到死，觉得没有生存的价值。

对于抑郁情绪，我们应特别重视，及早发现，及早治疗。

应对法宝：承认是接受的第一步，即使您不能完全接受患糖尿病的事实，"承认糖尿病"也可以帮助您向前走；"接受糖尿病"可以让您改变糖尿病。还有就是，不必默默忍受，让医生了解您的需要，适当用药帮助您克服抑郁情绪。

2. 心理治疗的五个传世秘法

其实，糖尿病病友们的担心都是有道理的，糖糖我经常看到，在一个原本和睦的大家庭里，疾病的到来彻底改变了他们往日正常的生活，这个时候，患者不仅要面对疾病的打击，还要为家人考虑，这自然而然就会使他背上沉重的思想包袱。

这时，家人的关怀以及医生的开导是非常重要的，它不仅能改善患者的情绪状态，让他克服消极的情绪反应，还能帮助患者合理地安排生活和遵从医嘱。心理疗法已经越来越受到人们的重视，现在很多医院也设立了心理门诊，这些门诊不仅让糖糖我大开眼界，还让我学会了不少方法呢！下面，我将最常见的五个绝世好方法在这里和大家分享。它们是：说理开导法、转移注意法、情志相胜法、静志安神法、怡悦开怀法。希望在我说完这五种方法后，广大糖友家属和医生能够依法给予患者更多的关怀和鼓励，指导患者以正确的心态去面对疾病。

说理开导法

《灵枢·师传》对说理开导法的要义进行了精辟的论述："人之情，莫不恶死而乐生，告之以其败，语之以其善，导之以其所便，开之以其所苦，虽有无道之人，恶有不听者乎。"

糖尿病患者之所以心情不振，大多是因为在想问题的过程中钻入了牛角尖。要解开这个心结，需要权威的医学解说，医生就是担任这个重任之人，医生对患者的鼓励是最好的解压剂。

转移注意法

《素问·移精变气论》指出："古之治病，唯其移精变气而已。"移精，就是转移患者的注意力；变气，是指通过注意力的转移，改变与调整患者的气机，从而使病变减轻或消除。

通俗地讲，就是让患者关注病情以外的东西，凡事多往好的地方想。

情志相胜法

中医学理论认为，喜、怒、忧、思、悲、恐、惊七种情绪变化，不仅是引起疾病的主要因素，还是治疗和预防某些疾病的有效方法。

通俗地讲，就是让患者面对现实，不要逃避。

静志安神法

《黄帝内经》中说"静则神藏，躁则消亡"，并指出"恬淡虚无，真气从之，精神内守，病安从来"。也就是说，一个人的情志保持安宁，就能少生疾病，健康长寿，即使患病，亦易治疗；反之，如果躁动不安，就容易得病，而且难以治愈。

通俗地讲，就是让患者用一颗平常心去应对病情。

怡悦开怀法

通过言语诱导使患者精神振奋，心情畅快，树立战胜疾病的信心。

通俗地讲，就是用乐观的精神去应对病情。

听完我说的，大家是否有耳目一新、醍醐灌顶的感觉呢？如果有，那么就请您现在就充满信心地去控制好您的糖尿病吧。

3. 坏心情，我该为你做些什么

一个人心情的好与坏，同疾病的发生、发展和转归变化有着十分密切的关系。一般来讲，人在高兴的时候，不论做什么事情，都觉得称心如意，即使患病也易于治愈。相反，人在悲哀的时候，总是伤心流泪，感到心灰意冷、悲观绝望，看世界的一切都是灰暗的，此种心境容易患病，而且患病后也难以治疗。因此，得病后，只有怡悦开怀，心情舒畅，然后配合服药，方能取得良好的疗效。

相信以上这些道理大家都懂，关键是怎么去做。到底该怎么做呢？我把别人的成功经验总结了一下，摘录了一些经典的话给诸位关心家人的朋友作个参考，你们可以这样告诉他：

"楼上李大爷的糖尿病最初比你严重多了，你看现在治疗的效果多好，跟正常人没什么两样。"

"这个医生可牛了，看过的患者病情控制得都非常理想，很多患者还回来感谢他呢！"

"今天天气不错，不如你跟孩子一起去公园散步吧！"

"这个人说的相声特别逗，您有空去看看！"

"楼下老太太们组织了一个健身队，您有空跟她们玩玩去！"

……

三、写给糖友及其家人的话

1. 假如糖尿病恋上了你，请不要为洒了的牛奶而哭泣

当你垂头丧气的时候，一定要鼓起勇气，记住，不论你是糖尿病患者还是健康人，你永远是家庭中不可缺少的一员，家人永远都需要你。

如果你是一位患了糖尿病的父亲或母亲，一定要记住，你对糖尿病的态度将会影响到孩子今后如何对待人生道路上的各种挑战。如果你采取消极的态度，他们也会这样；如果你采取积极的态度，他们也会有积极、自信的人生。

我们需要做的是：

① 调整心态，积极面对。阳光心态是健康生活的开始，消极情绪是降糖路上的敌人。要乐观向上，既来之则安之，主动学习，主动就医，采取健康的生活方式。不能对疾病满不在乎，也不能过度关注。怨天尤人、悲观失望、紧张焦虑、胡乱投医要不得，不主动检查、不配合治疗、听之任之、得过且过也要不得。

② 做情绪的主人，不要让坏心情左右您的病情。

③ 建立积极的家庭氛围。要记住：我们每个人都是家庭不可或缺的一员，家人永远需要我们。您采取自信、积极的态度来面对疾病，家人也会积极、自信地面对一切。

④ 做好沟通，让他人了解您的需要。如果您觉得在家庭中您的需要没有得到满足，您觉得他们根本不知道您需要什么，此时，您可以多与他们沟通，让周围的人明白您到底需要什么，需要他们给您提供什么帮助。

⑤ 争取理解。理解是最大的支持。

⑥ 实现自我价值。不要给自己戴上"糖尿病患者"的帽子，保持正常的人际交往，享受生活的乐趣。劳动有助于降低血糖，减轻体重，减轻个人和家庭的经济负担。但要记住，两类工作糖尿病患者不宜做：一是工作时间不规律，需要长期加班或上夜班的工作；二是高空作业、职业驾驶。患有并发症时，不宜选择加重并发症的工作。

⑦ 追求幸福，建立家庭。糖尿病患者的婚姻应该得到理解与祝福。我们需要做的是：争取对方的理解和信任，双方共同学习糖尿病知识，用健康的生活方式创造美好新生活。

最后，我想用俄国诗人普希金的一首诗《假如生活欺骗了你》来做总结："假如生活欺骗了你，不要悲伤，不要心急！忧郁的日子里需要镇静。相信吧，快乐的日子将会来临，心儿永远向往着未来。现在却常是忧郁，一切都是瞬息，一切都将会过去，而那过去了的，就会成为亲切的怀恋。"

2. 好方法才有好生活

拥有好心情只是心理疗法成功的第一步，每天空乐观，生活却是一团糟，还是不行的。乐观是为了更好地面对生活、适应生活，要总结出一套适合自己的生活方式和治疗方法。

我先给大家举个例子，希望对大家有用：

2008 年北京奥运会期间，老陈觉得精力不如以前，开始对自己的身体状况有些担心。经过体检，老陈发现自己的空腹血糖超过了正常值，在医生的建议下，老陈检查了糖耐量，结果令人大吃一惊，口服 75 克葡萄糖 2 小时后，老陈的血糖水平高达 20.4 毫摩尔 / 升。被确诊患了糖尿病后，老陈并没有一蹶不振，他每天泡在书店和图书馆里，搜集和学习糖尿病防治知识。看到父亲的认真劲儿，孝顺的儿子为他买来了家庭用的微型血糖仪让父亲每天监测血糖。经过一段时间的饮食控制和运动治疗，加上规律服药，老陈的体重降到标准范围，臃肿的肚腩消失了，血糖也有了明显的下降。

有一天老陈有急事，匆忙之中忘了服降糖药，吃过午饭就出去办事了。在外面走了近 2 个小时的路，将事情办完后回到家，心情平静后，老陈才想起来中午没服降糖药。一测血糖，结果出人意料，竟然在正常范围内。经过认真分析，老陈认为这是行走的功劳。于是老陈试着几次用饭后行走来代替服降糖药，结果都取得了不错的效果。经过将近 2 年的摸索，老陈已将血糖控制在理想范围内（空腹血糖低于 5.6 毫摩尔 / 升，餐后 2 小时血糖低于 8.3 毫摩尔 / 升）。

另外，老陈在实践中发现，一些传说中的治疗糖尿病的方法并没有效，最典型的是吃南瓜，越吃血糖越高，经过查证发现，南瓜没有降血糖效果。就这样，他逐渐剔除了一些道听途说的所谓经验，总结出一套适合自己的生活方式和治疗方法：

① 开始控制饮食时，逐渐减少热量，让机体有个适应的过程，不追求一步达标。机体适应后，再严格按照营养科专家制定的方案，根据体力劳动的强度，进行一日三餐的饮食热量搭配。此外，进餐时间长一些，可使餐后血糖上升缓慢，能避免血糖突然升高。

② 除了不吃猪油外，植物油也少吃。

③ 每餐餐后散步 1 小时以上。若餐后没时间活动，找其他时间补上，或改换其他运动方式，以保持肌肉转化和储存糖原的能力。

④ 在菜市场购买一些苦瓜干，或将鲜苦瓜切条晒干，每天用 50 克煮水，分 3 次饮用。适当吃一些番石榴、柚子、空心菜。

⑤ 当饥饿难忍时，用黄瓜、西红柿等充饥，或者吃些含纤维素高的食品。口袋中准备少量糖果、巧克力、饼干，如果有低血糖现象，立即吃一点。

⑥ 血糖不稳定时经常自我监测血糖，稳定后定时监测，并做记录，有异常情况（血糖过高或过低等）立即就医。

看完了老陈的故事，您是否也觉得生活依旧美好，依旧充满希望？如果您读懂了这个故事，糖糖相信，今天的他就是明天的你。选对好方法，就能拥有好生活。

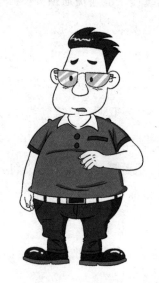

第九章
治疗，人间自有天使

一 糖尿病治疗，一个古老而永恒的话题

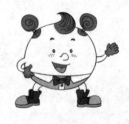

　　糖尿病并不是当今社会特有的"富贵病"，它早在几千年前就开始危害人们的健康了。公元前 1500 年左右，古埃及人首次发现了糖尿病。他们认为这是一种罕见的疾病，患者会出现多尿和体重减轻。糖尿病这个古老难缠的疾病，在我国医学典籍中也早有记载，当时名叫"消渴"。历史上的许多名人，如"文君当垆"典故中的司马相如，据晋代名医葛洪的《西京杂记》所载，亦死于糖尿病。

　　时间转眼已过去 3000 多年，人类社会虽然已在多方面取得了巨大的进步，但糖尿病依然没有停止它害人的脚步，反而在人们生活水平提高的当今越加放肆了。虽然医生说糖尿病的发生并不是因为我们糖类在作怪，但每当看到这样的现状，糖糖我就很自责，很痛心，正

是由于我们糖的存在才引发了这么多不幸的人生悲剧。

好在社会发展的同时，医学也在发展，人类的聪明才智铸就了医学的进步。在这场没有硝烟的战斗中，胰岛素、二甲双胍、那格列奈等武器轮番上阵，针对敌人的弱点进行攻击，为阶段性的疾病控制做出了巨大的贡献，也为众多备受糖尿病折磨的人带来了希望。如果司马相如生活在当下，那他的糖尿病一定可以控制得很好，我们也可以欣赏到他的更多好作品了。

二、阅兵——降糖药方阵

目前，我们拥有的降糖药可谓种类繁多，品种齐全。今天糖糖就安排一个降糖药的阅兵仪式，看看我们这些降糖药各自的优点和不足。只有知道了这些知识，我们才能将手中的武器运用自如，达到战无不胜的境界。

1. 降糖药的分类

目前的降糖药主要分三人类：口服降糖药、GLP-1 激动剂和胰岛素。口服降糖药又分为促胰岛素分泌剂和非促胰岛素分泌剂。促胰岛素分泌剂包括磺脲类、格列奈类、DPP-4 抑制剂，非促胰岛素分泌剂包括双胍类、噻唑烷二酮类和 α- 糖苷酶抑制剂等。

2. / 各类降糖药的特点

磺脲类

药物简介：磺脲类药物是应用最早的口服降糖药之一，现已发展到第三代，仍是临床上 2 型糖尿病的一线用药。磺脲类药物主要通过刺激胰岛素分泌而发挥作用。它通过刺激胰岛 β 细胞分泌胰岛素，从而增加病友体内胰岛素的含量，这等于为降糖这场战斗派出了增援部队。磺脲类药物一般餐前半小时服用效果最佳。磺脲类药物是一个成员众多的大家族，近年来，不断有新的品种（如格列美脲）和剂型（格列吡嗪控释片、格列齐特缓释片）面世。目前，临床应用较多的是第二代和第三代磺脲类药物，第一代已基本被淘汰。由于磺脲类药物品种众多，各种磺脲类药物的药动学、药效学、不良反应等诸多方面均存在差异，因此，必须充分了解各种药物的特点，结合患者的年龄、病程、肝肾功能、胰岛功能、服药依从性等具体情况，选择合适的药物。

作用特点：刺激、激活胰岛 β 细胞，释放胰岛素。

降糖效果：可使糖化血红蛋白下降 1% ~ 2%。

代表药物：格列苯脲（优降糖）、格列齐特（达美康）、米克胰、格列博脲、克糖利、格列喹酮、糖适平、糖肾平、美吡哒。

适应症：①经饮食、运动治疗，血糖控制仍不满意者；②过于肥胖的患者。

注意事项：①遵医嘱服用，服药期间要做好血糖的监测和数据记录；②平时要常备糖果以备低血糖时使用；③如果经常在每天的同一时间发生低血糖，且持续 3 天以上，并能够排除饮食和运动的影响，此时应及时就医。

服用方法：见下表。

磺脲类药物的用法

常用品种	剂量范围 / 日	服用次数 / 日	用药时间
格列本脲	2.5 ~ 15 毫克	1 ~ 3 次	餐前半小时
格列吡嗪	2.5 ~ 30 毫克	1 ~ 3 次	餐前半小时
格列吡嗪控释片	5 ~ 20 毫克	1 次	早餐时，以适量水整片吞服
格列齐特	80 ~ 320 毫克	1 ~ 3 次	餐前半小时
格列齐特缓释片	30 ~ 120 毫克	1 次	早餐时
格列喹酮	30 ~ 180 毫克	1 ~ 3 次	餐前半小时
格列美脲	1 ~ 8 毫克	1 次	早餐前或餐时服

格列奈类

药物简介：格列奈类药物是一种新的非磺脲类促胰岛素分泌剂，它通过与胰岛 β 细胞膜上的磺酰脲受体结合，刺激胰腺在进餐后更快、更多地分泌胰岛素，从而有效控制餐后高血糖。格列奈类药物吸收迅速，服药后 1 小时左右即可达到峰值；其半衰期较短，在一个半小时以内即可在体内消除。这种特点对其能够模仿生理性胰岛素分泌具有重要意义。格列奈类药物的蛋白结合率较高，在体内主要通过肝药酶系统氧化代谢，经胆汁排泄，可应用于老年糖尿病和轻中度肝肾功能不全患者。

降糖效果：可使糖化血红蛋白下降 0.5% ~ 1.5%。

代表药物：瑞格列奈、那格列奈、米格列奈钙。

适应症：可用于经饮食控制后仍不能有效控制血糖的 2 型糖尿病患

者。

注意事项：①请按医生的指导剂量服用，服药期间要做好血糖监测和数据记录；②平时要常备糖果，以备低血糖时使用；③如果经常在每天的同一时间发生低血糖，并排除了饮食和运动的影响，且持续 3 天以上，应及时就医。

服用方法：主餐（即早餐、午餐和晚餐）前立即（1 分钟内）服用，也可于餐前 15 分钟内服用。不进餐不服药，无论每日进餐几次，只要每餐前服用即可。

格列奈类药物的用法

常用品种	剂量范围 / 日	服用次数 / 日	用药时间
瑞格列奈	1 ~ 16 毫克	3 次	进餐服药， 不进餐不服药
那格列奈	120 ~ 360 毫克	3 次	主餐前服药
米格列奈钙	30 ~ 60 毫克	3 次	餐前 5 分钟内口服

DPP-4 抑制剂

药物简介：DPP-4 抑制剂可防止肠促胰岛激素降解，提高活性肠促胰岛激素水平，通过增加内源性活性胰高血糖素样肽 1（GLP-1）及葡萄糖依赖性促胰岛素分泌多肽（GIP）水平改善 α 及 β 细胞功能，表现为 α 及 β 细胞对葡萄糖的敏感性增加，葡萄糖依赖性地促进胰岛素分泌并抑制胰高血糖素分泌。同时，DDP-4 抑制剂还具有增加胰岛素敏感性及调节血脂代谢等胰腺外作用，并具有较少发生低血糖、对体重影响不明显、不影响胃排空等特点。

降糖效果：可使糖化血红蛋白下降 1% 左右。

代表药物：西格列汀、沙格列汀、维格列汀。

注意事项：①服药时间尽可能固定；②服药期间要做好血糖监测和数据记录；③肾功能不全者使用相对安全，建议根据说明书减少用量。

服用方法：见下表。

DDP-4 抑制剂类药物的用法

常用品种	剂量范围 / 日	服用次数 / 日	用药时间
西格列汀	100 毫克	1 次	服药时间不受进餐影响
沙格列汀	5 毫克	1 次	
维格列汀	50 ~ 100 毫克	1 ~ 2 次	

双胍类

药物简介：双胍类降糖药可以抑制肝糖原异生，减少葡萄糖的来源，它能够通过减少肝脏葡萄糖的输出而降低血糖。双胍类降糖药直接控制了糖在人体内的储存仓库，从而控制了血糖的来源。同时，双胍类降糖药还能增强组织对葡萄糖的摄取和利用，增强组织的胰岛素敏感性，抑制胰高血糖素的释放。因此，它对胰岛功能正常或已丧失的糖尿病患者均有降糖作用，但双胍类药物不能降低正常人的血糖。同时，双胍类降糖药还具有减轻体重的作用，能够减少肥胖患者的心血管事件和死亡率。

不良反应及应对：对于有严重心、肝、肺、肾功能不良的患者，不推荐使用。为减轻双胍类药物的胃肠道反应，一般建议餐后服用。

双胍类降糖药的主要副作用是胃肠道反应，乳酸性酸中毒罕见。从小剂量开始，采用餐中或餐后服药的方式可减轻不良反应。另外，孕妇应慎用双胍类药物；患有充血性心力衰竭、肝肾功能不全及糖尿病酮症酸中毒的患者禁用双胍类药物；使用碘化造影剂时，应暂停使用二甲双胍。

降糖效果：可使糖化血红蛋白下降 1% ～ 2%。

代表药物：二甲双胍、二甲双胍缓释片、苯乙二胍（已很少使用）。

注意事项：①请按医生的指导剂量服用，服药期间要做好血糖监测和数据记录，另外要限制饮酒；②从小剂量开始可减轻胃肠道反应，改用肠溶片亦可减轻胃肠道反应；③每天服药的时间和间隔尽可能固定。

使用方法：见下表。

双胍类药物的用法

常用品种	剂量范围 / 日	服用次数 / 日	用药时间
二甲双胍	500 ～ 2000 毫克	2 ～ 3 次	随餐服用
二甲双胍缓释片	500 ～ 2000 毫克	1 ～ 2 次	每日 1 次时推荐随晚餐服用

噻唑烷二酮类

药物简介：噻唑烷二酮类药物的特点是能明显增强机体组织对胰岛素的敏感性，改善胰岛 β 细胞功能。2 型糖尿病的发病原因之一就是胰岛素的敏感性下降，发生了胰岛素抵抗。所以，噻唑烷二酮类药物可以说是针对 2 型糖尿病发病机制的药物，在降糖战斗中发挥的作用就是助胰岛素一臂之力，使病友对胰岛素治疗更加敏感，使得胰岛素的威力大大提升。

Chapter **9**

降糖效果：可使糖化血红蛋白下降 1% ～ 1.5%。

禁忌症：有心衰、骨质疏松和膀胱癌家族史的患者禁用。

代表药物：罗格列酮、吡格列酮。

注意事项：①请严格按照医生的指导剂量服用，服药期间要做好血糖监测和数据记录；②服药的时间要尽可能固定。

使用方法：见下表。

噻唑烷二酮类药物的用法

品种	剂量范围 / 日	服用次数 / 日	用药时间
罗格列酮	4 ～ 8 毫克	1 ～ 2 次	进食对总吸收量无明显影响，但达峰时间延迟
吡格列酮	15 ～ 45 毫克	1 次	与进食无关

α - 糖苷酶抑制剂

药物简介：食物中的淀粉（多糖）经唾液淀粉酶、胰淀粉酶消化成含少数葡萄糖分子的低聚糖，然后进入小肠经 α - 葡萄糖苷酶作用，分解为单个葡萄糖，被小肠吸收。生理状态下，小肠上、中、下三段均存在 α - 葡萄糖苷酶。α - 葡萄糖苷酶抑制剂通过抑制小肠上皮细胞表面的 α - 葡萄糖苷酶而产生作用。药物与酶的结合时间为 4 ～ 6 个小时，此后酶的活性可恢复。α - 糖苷酶抑制剂只延缓碳水化合物的吸收，而不抑制蛋白质和脂肪的吸收，一般不会引起营养障碍。α - 糖苷酶抑制剂主要降低餐后血糖，且对肝肾功能几乎没有影响，也没有药物蓄积作用。服用期间的腹胀、放屁多等情况，一般无需处理。

降糖效果：可使糖化血红蛋白下降 1% 左右。

代表药物：阿卡波糖、伏格列波糖、米格列醇。

注意事项：①请按医嘱剂量服用，服药期间做好血糖监测和数据记录；②从小剂量开始，逐渐增加剂量，这样有助于减轻胃肠道反应；③每天在相对固定的时间段服药。

使用方法：见下表。

α-糖苷酶抑制剂类药物的用法

常用品种	剂量范围/日	服用次数/日	用药时间
阿卡波糖	100~300毫克	3次	随第一口饭嚼服；小剂量开始，逐渐加量
伏格列波糖	0.2~0.9毫克	3次	餐前口服，服药后即刻进餐
米格列醇	100~300毫克	3次	在每顿正餐开始时服用

GLP-1受体激动剂

药物简介：GLP-1受体激动剂能以葡萄糖浓度依赖性方式促进胰岛β细胞分泌胰岛素，并可减少胰岛α细胞分泌胰高血糖素，从而降低血糖。GLP-1受体激动剂还可以通过多种途径产生降低体重的作用，包括抑制胃肠道蠕动和胃液分泌、抑制食欲、延缓胃排空。此外，GLP-1受体激动剂还可作用于中枢神经系统（特别是下丘脑），使人体产生饱胀感和食欲下降。GLP-1受体激动剂还有降脂、降压的作用，能对心血管系统产生保护作用。它还可以通过作用于中枢增强学习和记忆功能，保护神经。

降糖效果：可使糖化血红蛋白下降1%~1.5%。

特别提示：有胰腺炎和显著高甘油三酯血症的患者慎用。使用的第

Chapter **9**

一、第二周要注意胃肠道反应，例如恶心、呕吐等。

代表药物：艾塞那肽、利拉鲁肽。

注意事项：①请按医嘱剂量注射，治疗期间做好血糖监测和数据记录；②每天在相对固定的时间注射。

使用方法：见下表。

GLP-1 受体激动剂类药物的用法

品种	剂量范围 / 日	注射次数 / 日	用药时间
艾塞那肽	0.01 ~ 0.02 毫克	2 次	早 / 晚餐前 1 小时皮下注射，或中 / 晚餐前 1 小时皮下注射，两餐间隔 6 小时以上
利拉鲁肽	0.6 ~ 1.8 毫克	1 次	皮下注射，与进餐无关

胰岛素

详见"三、爱你没商量，胰岛素助你一臂之力"。

三、爱你没商量，胰岛素助你一臂之力

1. 胰岛素的作用

胰岛素是一种蛋白质激素，由胰岛 β 细胞分泌。胰岛素主要作用于肝脏、肌肉和脂肪组织，控制着蛋白质、糖、脂肪三大营养物质的代谢和储存。

对糖代谢的影响

胰岛素能加速葡萄糖的利用，抑制葡萄糖的生成，即使血糖的去路增加而来源减少，于是血糖降低。

① 加速葡萄糖的利用：胰岛素能提高细胞膜对葡萄糖的通透性，促进葡萄糖由细胞外转运到细胞内，为组织利用糖提供有利条件；胰岛素又能促进葡萄糖激酶（肝内）和己糖激酶（肝外）的活性，促进葡萄糖转变为 6- 磷酸葡萄糖，从而加速葡萄糖的酵解和氧化。胰岛素还能在糖原合成酶的作用下促进肝糖原和肌糖原的合成和储存。

② 抑制葡萄糖的生成：胰岛素能抑制肝糖原分解为葡萄糖，还可抑制甘油、乳酸和氨基酸转变为糖原。

对脂代谢的影响

胰岛素能促进脂肪的合成和储存，抑制脂肪的分解。患糖尿病时，糖代谢出现障碍，脂肪大量动员，产生大量游离脂肪酸，这些游离脂肪酸在肝脏氧化，然后变为酮体，若酮体产生过多则出现酮血症。胰岛素能抑制脂肪分解，并促进糖的利用，从而抑制酮体产生，纠正酮血症。

对蛋白质代谢的影响

胰岛素能促进蛋白质的合成，抑制蛋白质的分解。

其他作用

胰岛素可促进钾离子和镁离子穿过细胞膜进入细胞内，还可促进脱氧核糖核酸（DNA）、核糖核酸（RNA）及三磷酸腺苷（ATP）的合成。

另外，葡萄糖在红细胞及脑细胞膜的进出，葡萄糖在肾小管的重吸收以及小肠黏膜上皮细胞对葡萄糖的吸收，都不受胰岛素的影响。胰岛素作用的靶细胞主要有肝细胞、脂肪细胞、肌肉细胞、血细胞、肺脏和肾脏的细胞、睾丸细胞等。截至目前，已经有 10 位科学家因为与胰岛素相关的研究而获得诺贝尔奖。总之，胰岛素的作用太多了，接下来请耐心听糖糖跟你讲一讲。

2. 解密神奇的降糖"指挥官"——胰岛素

在人体内的旅行中，糖糖我认识到了胰岛的重要作用，也意识到了胰岛素这位"指挥官"的神奇作用，但很遗憾的是，一直无法一睹它的风采。没想到在医院，我居然有幸见到了这位降糖"指挥官"，在惊叹它的大变身之余，医生还为我解开了这位"指挥官"的神奇面纱。

原来胰岛素从体内走向体外得益于人类的智慧。1921 年，人们发现胰岛素的作用后不久，它就被正式用于临床，这使得糖尿病的治疗进入到一个崭新的阶段。胰岛素在糖尿病治疗药物中可谓"鹤立鸡群""璀璨夺目"，到现在已经风风雨雨走过了 90 多年的历程，这期间科学家们推出了不同的胰岛素剂型，这一次次的进步都是人类与糖尿病抗争的里程碑。

胰岛素从体内走向体外是第一个重要的里程碑。然而，当时的胰岛素运用于临床后却给大家带来了困扰：普通的外源性胰岛素在注射前，胰岛素分子在注射液中容易聚集成团，形成六聚体。然而，进入病友皮下的胰岛素必须从六聚体变成二聚体再变成单体，才能被吸收入血。因此，普通胰岛素吸收慢、同步性差，注射完后血液中的胰岛素浓度到达高峰需要 90 分钟左右，所以，很多病友必须在餐前半小时以上注射胰岛素。而且，普通胰岛素到达高峰慢，消失得也慢，病友在餐后很容易发生低血糖。

正因为存在这样的困扰，所以人们希望有一种胰岛素打到皮下就能被吸收，从而就有了第二个里程碑——超短效胰岛素。这种胰岛素的产生克服了普通胰岛素在溶液中聚集成六聚体的现象，注入后可以非常快地变成单体而被吸收，还避免了低血糖现象的产生。

　　长效胰岛素的发明是胰岛素发展史上的又一个里程碑。以前的中效胰岛素发挥作用的时间为 14 ～ 16 个小时，不能覆盖全天 24 小时，而超长效胰岛素却能做到这一点。这种超长效胰岛素打到皮下后形成一大团，然后慢慢解聚而被吸收，从而实现 24 小时平缓降糖。

　　到现在为止，胰岛素家族已经有了以下这几个成员：

胰岛素大家族

成员名单	特点	代表药物
超短效人胰岛素	起效时间在 10 ～ 20 分钟，作用持续时间也较短，为 3 ～ 3.5 小时	诺和锐、优泌乐、速秀霖
短效胰岛素	起效时间约半个小时，持续时间 6 ～ 8 个小时	普通胰岛素、中性胰岛素、诺和灵 R、优泌林 R
中效胰岛素	内含鱼精蛋白、短效胰岛素和锌离子，起效时间略有延长	低精蛋白锌胰岛素（NPH）
长效胰岛素	与中效胰岛素相比，鱼精蛋白量有所增加，起效时间延长	鱼精蛋白锌胰岛素（PZI）
超长效人胰岛素类似物	全天 24 小时持续释放胰岛素	来得时、长秀霖
预混胰岛素	短效胰岛素和中效胰岛素按一定比例在工厂预先混合好的产品	诺和灵 50R、诺和灵 30R、优泌林 50R、万邦林 30R

3. 胰岛素笔的使用，细节决定效果

胰岛素虽好，可它需要借助工具才能发挥作用，因为胰岛素这种药只能注射，不能口服，而且常常需要长期使用。这使得病友觉得胰岛素使用起来非常不方便。幸好，科学家们发明了胰岛素注射笔。这种笔和我们平时写字用的圆珠笔有几分相似，它由笔身、笔芯、针头三部分组成。其中笔芯里装胰岛素药液，使用时把笔芯放入笔身，再安上针头，选好剂量，消毒皮肤，把针头刺入皮下，轻轻一按就可以了。

胰岛素笔给病友带来了很多便利。但便利归便利，有些病友仍感觉用这种笔注射胰岛素，注射剂量不准确，会影响疗效。通过对很多使用胰岛素笔的病友的认真观察，糖糖我发现影响疗效的其实是很多人们容易忽视的小事情，这些细节决定了病友注射时所用药物的剂量能否产生较好的疗效。

影响胰岛素笔注射后疗效的细节有以下几点：

温度

说起温度，许多朋友都知道，胰岛素笔的笔芯启用前，需要保存在2～8摄氏度的冰箱冷藏室内，而使用中的笔芯不用放在冰箱里，可在室温（最高25摄氏度）下保存4个星期。

但是，有些朋友习惯于把使用中的笔芯也放进冰箱，而且常常不把针头取下来，这就有问题了。因为这针头虽细，但一旦插在笔芯上，就会使笔芯内部和外界空气相通。

我们知道，冰箱冷藏室里的温度和室温是有一定差距的，所以，当把笔芯从室温环境下放进冷藏室里，或从冷藏室里拿到室温环境中，随

着环境温度的明显变化，笔芯中的药液会发生热胀冷缩现象，使体积发生变化。而且，笔芯里的压力也会发生变化，空气就乘虚而入，混进药液里。这时，如果不注意排气，注射时就有可能把空气当成药液，注射剂量当然就不准了。

所以，使用中的笔芯还是放在室温下比较好。而且不要偷懒，每次注射完都应把针头取下并规范弃置。

空气

前面我们谈到了空气可能会进入笔芯。空气这东西无孔不入，所以，在每次注射之前，都要有一个排气的步骤。首先，将已经插上针头的胰岛素笔笔尖向上，如果看到笔芯中有小气泡，就轻弹笔杆，让小气泡浮到药液顶端，然后像注射胰岛素一样，调好 2 个单位并向上推压注射按钮，如果气泡没有排完，就重复上述步骤，直到针尖上出现胰岛素药滴，这说明排气成功了。

时间

这里讲的"时间"是指"留针时间"。确切地说，是指针头刺入皮下，注射按钮推压到底之后的停留时间。

有些病友推压按钮后马上就把针拔了出来。这时，我们常常能在皮肤上看到注射部位出现小小的液滴。这些液滴就是没来得及被吸收的胰岛素。这样注射，剂量当然不准。

所以，把注射按钮推压到底之后，不要马上松手，而应继续按住按钮，让针头在皮下停留一段时间。这个时间最少应有 6 秒钟，能延长一些更好。

"运动"

现在，使用中效、混悬胰岛素的病友很多。这些病友在每次注射之前得让笔芯做一下"运动"。

怎么"运动"呢？把笔芯装进胰岛素笔里，然后用双手将胰岛素笔来回搓动 10 次，再上下颠倒 10 次。

这样"运动"以后，看到笔芯中的药液呈均匀的白色就可以了。如果看上去不均匀，那就再"运动"几次。

为什么要这么做呢？因为这类胰岛素药液是由几种不同成分组成的，平时静置不动，它们会分开。所以，注射前必须把药液混匀，否则注射进去的药液比例就不准确了。

怎么样，大家是不是没有想到，一支小小的胰岛素笔里还包含着这么多学问。呵呵，这些可都是我亲耳听医生提醒病友需要注意的细节，在此独家爆料了，希望从此以后大家都能正确使用胰岛素笔，好好享受胰岛素带来的"精致生活"！

4. 胰岛素泵显神威

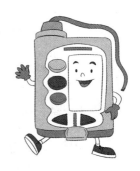

人们常说"人无完人"，这句话同样适用于其他事物，比如胰岛素。在医院，看尽人间冷暖的我也看到了胰岛素风光背后的苦涩和无奈。其实胰岛素并没有人们想象中的那般神奇、战无不胜，它在控制血糖上也不是万能的。现在很多糖尿病病友用注射器每天多次给自己注射中、长效以及短效胰岛素，因为中、长效胰岛素的吸收差异较大，病友无法按照胰岛素的需求量来自行调整注射的剂量，必须在固定的时间进食、运动和注射胰岛素；而人体的运动又会影响胰岛素的吸收，容易造成不可预知的低血糖；每天注射 3～4 次胰岛素也会给病友带来巨大的痛苦。

　　我就见过这样的例子：病友小孙年轻有为，刚过而立之年就已是一家著名房地产公司的总经理，事业如日中天，前途不可限量。然而，天有不测风云，去年春节过后，他老是觉得口渴，特别能喝水，浑身一点劲儿也没有，人也瘦了一圈儿。到医院一查，是 1 型糖尿病，血糖高得吓人，尿糖 4 个加号，胰岛分泌功能近乎衰竭，只好接受胰岛素治疗。从此，一日数次的胰岛素注射成了孙总的必修课，这给他的工作和生活造成了诸多不便。作为公司老总，他经常奔波各地，生活没有规律，社交应酬很多，难以做到定时进餐，有时注射胰岛素后因进餐不及时而引起低血糖，有时因为工作太忙而忘了注射胰岛素，因此血糖总是控制得不好，忽高忽低，身体状况更是每况愈下。这使他非常着急却又无可奈何，对未来几乎丧失了信心。

　　去年年底，医生根据孙总的实际情况，建议他装一个胰岛素泵。刚开始他顾虑重重，认为装泵需要开刀；另外，他对胰岛素泵运行的安全性也有些担心。经过医生的解释，他了解到，胰岛素泵是一种与火柴盒大小差不多的注射装置，由计算机芯片、微型螺旋马达和小注射器三个主要部件组成。泵与一根纤细的输注软管相连，安装胰岛素泵就是利用助针器将软管插入腹部皮下，整个过程没有痛感，瞬间即可完成。胰岛素泵携带方便，既可别在腰带上，也可放在衣服口袋里。泵可根据电脑设定的程序按正常人的生理节律分泌胰岛素，使血糖达到超乎想象的满意控制状态。另外，胰岛素泵本身有完备的安全保障系统及报警系统，输注精度可达 0.001 单位，不必担心出现过量输注现象。自从装上胰岛素泵之后，孙总省去了每天多次注射胰岛素的麻烦，不必再受定时进餐的约束，也无须为低血糖提心吊胆，更重要的是全天血糖都得到了平稳的控制，这使他精力充沛、信心倍增，笼罩在心头的阴霾一扫而光。谈到这一切，孙总由衷地感叹：是胰岛素泵让我重新获得了与常人一样的自由生活。

胰岛素泵的神奇让糖糖我不得不惊叹。常规皮下注射胰岛素，不仅麻烦，还较难使体内胰岛素达到一个相对稳定的状态，而胰岛素泵则可以根据病友的血糖水平设定程序，每时每刻释放小量胰岛素并于餐前释放大剂量胰岛素，完全模拟生理状态下人的胰岛素分泌，使糖尿病病友的空腹和餐后血糖均得到最佳控制，如同再次拥有了一个健康的胰腺。

很多病友在戴泵以后，可以随意安排进餐时间和进餐量，不再受一日数次扎针之苦和一成不变的进餐规定约束，给工作和生活带来极大的方便。由于胰岛素泵输注剂量精确，不但能使血糖得到全天候的最佳控制，而且严重低血糖的发生率显著降低，极大地延缓和减少了糖尿病慢性并发症的发生，生活质量得到明显提高。

5. 正确认识胰岛素泵

你们人类老说"人怕出名猪怕壮"，糖糖我虽不是降临凡间的精灵，但对这句话的理解也算透彻了，可不要小瞧我，我也看新闻，也听广播、看电视，深知"出名"的苦恼。胰岛素泵也是这样，正因为它在持续精准供应胰岛素方面的卓越表现，吸引了越来越多糖尿病病友的目光，这其中既有期待的目光，也有怀疑的目光，甚至反对的目光。

糖糖我最近听到不少关于胰岛素泵的议论。"不听不知道，一听吓一跳"，原来这小小的玩意儿还有这么多玄机，难怪大家对它看法不一。究竟胰岛素泵好不好用？适合哪些人用？具体该怎么用？就让我一一为大家解释解释。

胰岛素泵，还你一个新的胰腺

我见过各种各样的胰岛素泵，它们大多跟我们使用的 MP3 差不多大，很多病友都直接把它挂在腰间。胰岛素泵有一个小尾巴，不过这个小尾巴不是耳机，而是一根细细的软管，胰岛素泵就是通过它把胰岛素持续不断地输入到病友体内的。有人给胰岛素泵一个形象的比喻——健康的新胰腺。的确，这个聪明的小东西能够模拟正常胰腺的分泌，不但可以 24 小时连续输注微小的剂量，以保持体内的胰岛素维持在一个基础量，还能根据您的进餐时间和进餐量，为你输注餐前辅助剂量的胰岛素，降低餐后的高血糖。胰岛素泵拥有如此聪明的控制系统，因此，佩戴胰岛素泵，就如同为您移植了一个健康的胰腺。

哪些人适合使用胰岛素泵

糖糖我通过多年的观察发现，这个胰岛素泵还真是个"大众情人"，它适用的人群极其广泛：

① 1 型糖尿病病友由于先天性缺乏胰岛素，必须依赖胰岛素生活，所以最适合戴泵；

② 那些必须通过胰岛素治疗的 2 型糖尿病病友通过戴泵也能大大改善生活质量；

③ 那些容易出现黎明现象、容易发生低血糖、血糖波动较大、生活不规律或者想要怀孕的糖友也可以通过戴泵来更好地控制血糖。

使用胰岛素泵有痛苦吗

我曾经听到不少病友对于使用胰岛素泵的担心，他们大多担心胰岛素泵所带来的疼痛感，很难想象将一段小软管埋入皮下是什么感觉，大多数病友认为这个过程不亚于做一个小手术，也正是因为这种担忧，使得许多需要戴泵的病友对它望而却步。其实，据我观察，这个埋针的过程非常简单，有独特的助针器帮助注射管快速、无痛地到达皮下，拔掉引导针后，只有一个不足 1 厘米的小软管留在皮下，病友基本感受不到任何不适。相比较注射胰岛素的痛苦，戴泵使病友的痛苦大大降低了。

戴泵者如何洗澡和运动

还有很多人担心戴泵会影响正常的洗澡和运动。为了使泵能够正常工作，也为了病友自身的安全，在洗澡、游泳、剧烈运动、做 X 光或 CT 检查的时候的确需要暂时将泵断开。而这个断开泵的过程并不像人们想象的那样，需要将埋在体内的管子取出来。现在的胰岛素泵，注射管上有一个快速分离器，只要轻轻一拧，就可以轻松地将泵和身体分离，留在身体里的那部分很小，固定得也很牢固，绝对不会影响洗澡、游泳等活动。洗完澡或活动完以后，可以很方便地把它接上。

虽然胰岛素泵可以方便地安装和取下，但糖糖依然要提醒大家：不要因为贪玩或省事，较长时间地断开胰岛素泵，因为我曾经看到那些粗心的人因为断泵太久而造成的严重后果。所以，糖糖希望每一个戴泵的人都能够重视自己的身体健康，如果要较长时间地断泵，请找医生说明情况，根据医嘱补充漏打的胰岛素，不要给血糖留下飙升的机会。

胰岛素泵的特点

胰岛素泵具有适用性广、安全性高、操作方便、人性化控制等特点。

① 适用性广：目前市场上大多数胰岛素泵都可以使用浓度为

U100、U40、U50 的胰岛素，极大满足了糖尿病病友的需要。

② 安全性高：正规厂家生产的胰岛素泵，每小时能自动进行 3 万～12 万次自检，不会出现过量输注或输注不足的情况；碰到输注系统阻塞或者胰岛素快用完的时候，胰岛素泵会自动报警以提醒主人。

③ 操作方便：胰岛素泵的输注部位可以根据人们的需要来选择。大多数人喜欢选择腹部作为胰岛素给药部位，因为在这个部位输注操作简便，而且能使胰岛素稳定地被吸收。此外，臀部、手臂三角肌处、大腿外侧也是可供选择的输注部位。

④ 人性化控制：科学家们为胰岛素泵配备了清晰的"头脑"和良好的"表达能力"。智能化的操作系统、中文菜单让人们能够一学就会，独特的背景灯和声响为老年人、视力不佳的人提供了更加体贴的呵护。

四、 治疗方案的选择

1. 适合你的就是最好的

认识了这么多降糖药后，我想大家都不禁会感叹这些小药片的神奇力量，对成功地控制血糖充满了信心。可是，面对这么多不同的小药片，人们不禁要问：什么是最好的抗糖尿病药？是越贵越好，还是价廉物美为上？是进口药好，还是国产药好？是降糖效果越强、持续作用时间越长越好，还是温和降糖、短效降糖为佳？是单用西药、中药，还是中西医结合……诸如此类的问题实在令糖尿病病友苦恼。记得伟人邓小平曾经说过：不管白猫、黑猫，抓住老鼠就是好猫。所以，糖糖告诉病友：

Chapter **9**

"适合你的就是最好的。"别看这简简单单的一句话，其中却蕴含着丰富的道理和经验。各种药物的作用机制不同，因此，药物的好坏只能针对具体情况而言，不能一概而论。

糖尿病类型不同，所谓的好药就不同

如糖尿病病友出现急性并发症（酮症酸中毒等）、严重慢性并发症（视网膜病变、尿毒症等）、严重应激状态（急性心肌梗死等），此时胰岛素就是唯一的选择，其他抗糖尿病药物就不适合了。在大中型手术时、围手术期及围产期，也只能采用胰岛素降糖。

体形不同，相应的好药也不同

对于超重或肥胖的糖友，双胍类或 α - 糖苷酶抑制剂就比较合适；而消瘦的糖友，应优先选用促胰岛素分泌剂或胰岛素。

高血糖表现不同，所适合的药物各异

单纯的餐后血糖高，α - 糖苷酶抑制剂最合适；以餐后血糖升高为主者，则以促胰岛素分泌剂中的非磺脲类药物为佳；而一旦有空腹、餐前血糖高，不管是否有餐后高血糖，都应考虑使用磺脲类、双胍类或胰岛素增敏剂。

伴随疾病有异，最好的抗糖尿病药物也不尽相同

双胍类对于合并有高血脂、高血压、冠心病等疾病的病友是好药，但对于有慢性支气管炎、肺气肿等肺通气不良疾病的病友则是禁药，对于有胃肠道疾病的病友也不适合；胰岛素增敏剂对存在胰岛素抵抗的病友可谓切中要害，是好药，但对于合并有严重肝病的病友就很不适合，是禁药。

年龄不同，最佳选择也不同

对于年轻的病友，长效药物合适，但对于老年病友，则最好使用短

效药物。

由此看来，糖尿病用药还真讲究。在糖糖眼中，药物是治病的，亦是有害的，对症下药才能达到治病的效果。曾经看到过不少因为不听医生嘱咐而自行用药的病友最后效果适得其反的例子，这着实令人心痛。糖糖在此提醒各位糖友：治疗那些事儿，都得医生说了算，没有人比医生更了解你的病！

2. / "对"与"贵"的较量

糖尿病是个名副其实的"富贵病"，不仅仅是因为吃得好、喝得好容易得糖尿病，还因为糖尿病需要终生治疗，治疗费用相当可观。

国产药物通常比进口药物便宜，对于一些比较成熟的药物，国货是非常好的替代品，但对于一些新药，有时进口药物则是唯一的选择。价廉物美是人们购物时永恒不变的追求，但"一分价钱一分货"在成熟、规范的市场中也是必然的。因此，"对的"与"贵的"药物之间很难找到一个确切的平衡点。

人们常常在许多问题上反对"一刀切"，要求具体事情具体分析，对"什么是最好的抗糖尿病药物"这个问题，大家也一定要采取这种科学的态度。西方有这样一句俚语："一个人的苹果可能是另一个人的毒药。""好东西"要看对什么而言，还是那句话："适合你的就是最好的。"结合自身的情况，选择合适的药物，把你的病情和经济情况告诉医生，他会综合你的情况给你最想要的答案。

Chapter **9**

3. / 用药应做到安全第一

"出入平安""安全第一"，这样的标语随处可见，可见平平安安在大家的心目中是最重要的。用药何尝不是这样呢？糖尿病用药，除了要关心疗效，安全性也不可忽视。多数情况下，降糖效果与发生低血糖的可能性呈正相关，也就是说，降糖效果越好，发生低血糖的可能性就相应增高。因此，糖糖嘱咐大家不要把目光都放在药物的降糖效果上，用药还应以安全为基础。

例如，血糖较高或不易发生低血糖的病友（如青年人），应该选择降糖效果明显的药物；对于血糖不是很高或容易发生低血糖的病友（如老年人），以温和降糖的药物为最佳选择。现在治疗提倡人性化，用药次数越少越好，这就要求药效持续时间越长越好，但药效持续时间越长，越容易发生低血糖，而一旦发生了低血糖，抢救也更为困难，也就是说药物更不安全。这就要求病友应严格按照医生的治疗方案来用药，在使用降糖效果明显的药物时，应时刻注意自己的身体状况，尽量避免出现严重的后果，若有不适，尽快寻求医生的帮助。

五、谈谈中医中药

1. / 神奇的传统中草药

在东方的土地上旅行，不仅让糖糖我见识了美妙绝伦的东方艺术，还让我认识了博大精深的中国医药。草药是这片土地上的人们最重要的健康伴侣，虽然我无法亲身一试草药的疗效，但从人们的眼中我读得出：草药有着神奇的力量。热爱草药的人们信赖草药的神奇力量，也渴望能够通过这天然的药物来治疗疾病。很多糖友也是如此，面对多种多样的降糖西药，他们不禁会问："西药降糖作用很明显，那么，纯中药制剂对降糖有效吗？"

我不止一次地听到病友对医生吐露这样的心声，对此，专家给出的建议是："作为我国传统医学的中医学，在许多方面都有独到之处。其实，中药、西药不分家，说白了都是化学分子在起作用。自然界有许多天然的化学分子存在，它们具有降糖作用。例如，双胍类药物最早就来源于自然界中的一种植物。但这些植物成分不单一，不纯，同时还含有许多对降糖无效的成分，这些无效成分对人体可能是有害的。所以，目前对中医治疗糖尿病的共识是：①如果不含西药成分，单纯中药降糖作用不明显，单用难以使血糖达标；②有些中药虽然不降血糖，但在改善症状、延缓并发症的出现等方面有一定作用。由此可见，合理应用中西合璧的降糖药（如消渴丸，含西药成分优降糖），同样可以达到有效控制血糖的目的。"

2. 糖友的疑惑：中药、西药，孰优孰劣

糖糖在医院待的时间长了，也见过不少糖友，他们常常会向医生提出五花八门的问题，其中有不少是关于中草药的。这不，糖糖刚进诊室，一位瘦弱的少妇就走了进来，怯生生地坐到了医生的面前。

"医生，我是慕名而来的。"

去年，她被诊断患了 2 型糖尿病，一直在服用口服降糖药控制血糖。

"现在血糖控制得还可以，可是我很担心并发症什么时候会找上我。听说中医治疗糖尿病可以预防并发症，是真的吗？"

虽然我不是坐在她面前的医生，但我依然可以从她的眼神中读出她期盼的心情！

其实很多病友都有这样的疑问：

"我得的是 2 型糖尿病，在吃口服降糖药，我还可以用中药来调理吗？"

"中医治疗真的可以防治糖尿病并发症吗？"

"又吃中药又吃西药，会不会有什么不良反应啊？"

……

其实，关于中医与西医治疗糖尿病的问题，一直是糖尿病治疗领域一个备受关注的话题。虽然糖糖不是医生，但是通过这么多年来在医院的观察和学习，糖糖我对糖尿病的治疗也有了一定的认识，对于这个问题，请大家听听糖糖的见解。

大量的学术研究和临床病例证实：血糖的稳定控制，对于延缓糖尿病并发症特别是血管并发症的发生与发展具有重要作用。但是，对于控制并发症，仅仅控制好血糖还远远不够，许多病程超过 5 ~ 10 年的糖尿病病友，虽然血糖控制得较为理想，但却没有阻止并发症的脚步。而糖尿病的主要危害恰恰就在于并发症。

中医和西医是两种不同的医疗体系。西医主张对因、对症治疗，其降糖药物具有速度快、力度大、疗效明显等优点，所以，西医在降糖方面的优势是不容置疑的。而且对于糖尿病的急性并发症，使用胰岛素可以迅速、有效地控制病情。

相对于西药，中药的研究则明显滞后。目前还没有发现一种可以显著降低血糖的单味中药，中药降糖的具体作用机制是什么也不清楚。例如黄连，它能降糖，但具体是什么分子在起作用，每次应该服用多少，这些都不是很明确。所以，目前不推荐单纯采用中药来治疗糖尿病，但采用中药进行一些辅助的干预治疗是可以的。随着科学的发展，糖糖相信我们一定能够从中药中开发出好的降糖药物，这样，我们的降糖之路就更宽广了。

糖糖还要不厌其烦地提醒诸位病友：如果血糖很高，目前单纯靠中药治疗是达不到理想降糖效果的，这时应合理应用西药来控制血糖。

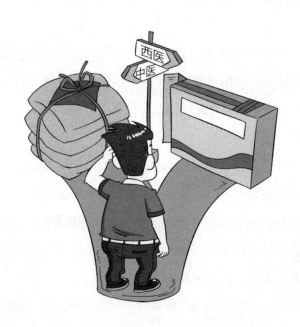

第十章
特殊情况下的糖尿病

一、老年糖尿病的特点及其治疗注意事项

1. 上了年纪的烦恼

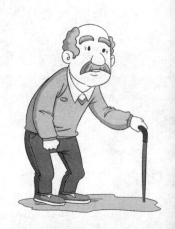

上了年纪，腰酸背痛腿抽筋，手脚都不听使唤，糖尿病还要来找麻烦，吃不能好好吃，睡不能好好睡……这是我亲眼所见的一位老年糖尿病病友的真实写照。

在医院，我常常见到这些被糖尿病折磨的老年人，相对于其他糖尿病病友，这些老年糖友面临着更为严峻的考验——心脏病、脑血管并发症、白内障、青光眼、视网膜病变等会争先恐后地过来凑热闹。

辛苦了大半辈子的爷爷奶奶们，在面对糖尿病的挑衅时，常常唉声叹气，烦恼时时萦绕在他们的心头，终日不肯散去。当然，也有一部分过分乐观的人选择了好好生活，不忌口、不忌食，让胰岛素时刻准备着，毫无

Chapter **10**

顾虑地过着与往日一样的生活。看着这两种截然不同的生活态度，糖糖很难过，在痛恨糖尿病之余，我不禁忧虑起老年糖尿病病友的生活与健康来。

2. / 特殊问题：不一样的年龄，不一样的治疗方案

老年糖尿病病友是指年龄超过 60 岁的糖尿病病友，包括 60 岁以前就确诊患有糖尿病的病友和 60 岁以后被诊断出糖尿病的病友。大多数老年糖尿病都是 2 型糖尿病，病友容易出现体温低、多汗、肌萎缩和认知功能减退。老年糖尿病的治疗原则与一般的成人糖尿病相似，但要考虑到老年人的特点，老年人对低血糖的耐受性较差，治疗中要尽量避免低血糖的发生。

考虑到老年人的特殊情况，应采取个体化的治疗方案。

① 控制高血糖，但要严防低血糖，使其血糖水平略高于青壮年。理由是：a. 老年人较青壮年人更易于发生低血糖，且往往又缺乏自觉症状，所以容易出现重度低血糖甚至低血糖昏迷；b. 老年人多伴有动脉硬化，一次严重的低血糖发作，便可能诱发脑血管意外或心肌梗死；c. 老年人的饮食量不太规律，吃得多则血糖高，吃得少则血糖低；d. 老年人的肾功能比青壮年人差，对降糖药的排泄减慢，容易造成药物在体内蓄积而产生迟发性低血糖。

② 防止营养过剩或缺乏，使机体能够摄取生理活动所需的营养。

③ 防止体重过重或过轻，保持不胖不瘦的状态。

④ 避免过度活动或缺乏活动，运动量要适中。

总之，老年糖尿病患者要执行综合性的饮食、运动、药物治疗方案，

让机体维持在较佳的状态。

医生在为老年糖尿病患者制订安全而合理的长期治疗计划时，需要考虑诸多因素：①患者的预期寿命；②有无并发症及其程度；③有无伴发病及其程度；④有无神经精神障碍及其程度；⑤患者实施糖尿病治疗计划的依从性及其能力；⑥患者的家庭条件与社会保障的承受情况等。

老年人是糖尿病的高危人群，糖糖代表所有的糖尿病医务工作者号召大家从中年开始预防糖尿病，特别是45岁以上的中年人，健康生活，做好体检，及时阻断糖尿病的苗头。

3. 更特殊的问题：同样的年龄，不一样的控糖目标

大家都知道老年糖尿病患者的控糖目标要比普通成人相对宽松一些，可是，同样是老年糖尿病患者，同样的年龄，为啥血糖控制目标也不一样呢？糖尿病患者的血糖控制目标应该量体裁衣，需要根据个人的情况来具体设定。比如，有的老年糖尿病患者既有高血脂，又有冠心病，那他能与相同年龄的单纯糖尿病患者的血糖控制目标一样吗？显然不能。所以，控糖目标必须根据个人的具体情况进行调整。

4. 老年糖尿病患者在不同季节都应注意哪些问题

冬季，天气寒冷，对于伴有冠心病、脑血管病变、下肢血管病以及高血压的老年糖友，寒冷的刺激可以诱发或加重这些病变，因此，老年糖友在此时更应注意监测血糖，同时要适当进行体育锻炼，增强体质，保持心情舒畅，祛除引发上述病变的诱因。

Chapter 10

在冬季，老年人喜欢用热水袋、电热毯等暖身暖脚，但一定要格外注意安全，千万不要造成烫伤。

夏季，天气炎热，出汗多，而老年人渴感减弱，再加上高血糖的渗透性利尿作用而导致失钠和脱水，若得不到及时的水分补充，则可能诱发低血压、高渗性昏迷。因此，老年糖友在夏季应注意多补充水分，多饮些淡盐水。

夏季，如果皮肤暴露于外，容易造成皮肤损伤并发感染，所以，应注意个人卫生，防止皮肤破溃。

夏季，人们的食欲相对较差，老年人由于胃肠功能减弱，还容易出现便秘。所以，应多吃蔬菜，适量运动，或服用一些润肠通便药。

秋季，气候干燥，要注意补充水分。老年人皮肤功能衰退，皮脂腺分泌少，加上血糖高，皮肤呈慢性脱水状态，易患皮肤瘙痒。所以，老年糖友在秋季要注意保护和滋润皮肤。

秋季易患咳嗽诱发支气管炎，此时可以服用具有养阴清肺作用的中药加以预防。

 "糖妈妈"的喜与忧

1. "糖妈妈"的忧虑

人们常说：下一代是希望。然而，糖尿病并没有放过任何一个摧残人类的机会，它的魔爪同样伸向了承担生育重任的准妈妈们。

准妈妈们一旦遇上糖尿病，妊娠的过程就会显得尤为艰苦，腹中的宝宝也将与妈妈一同承受疾病的折磨。这些准妈妈们刚刚享受到将为人母的喜悦，就不得不开始为肚子里宝宝的成长而揪心，她们的心情可以用一个词来形容——喜忧参半。然而，健康的心情是平安度过孕期的重要前提，常常怀着一颗忧虑的心是很不利于宝宝成长的。面对糖尿病，请诸位准妈妈先放宽心，及早认识糖尿病、及时发现糖尿病的端倪，是对自己最好的礼物，也是保证宝宝健康发育的重要提前！

2. 妊娠期糖尿病与糖尿病合并妊娠

此前我们谈到过，准妈妈们的糖尿病分为两种，一种是妊娠期糖尿病，另一种是糖尿病合并妊娠，这两种糖尿病带给准妈妈和宝宝们的伤害是不同的。

糖尿病合并妊娠对孕妇和胎儿均可造成伤害。病情严重者，须及早

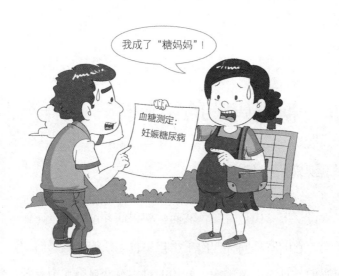

终止妊娠。器质性病变轻或血糖控制较好者，可继续妊娠，但在孕期应严密随访，积极控制糖尿病。轻症者可通过饮食调节和适当运动来控制血糖，若效果不理想，则须给予药物治疗。目前，糖尿病合并妊娠的药物治疗不主张用口服降糖药，因口服降糖药可导致胎儿低血糖死亡或畸形。使用胰岛素治疗是治疗妊娠合并糖尿病的首选方案，剂量和使用方法可根据血糖水平而定。胰岛素是人体内的自然激素，它的安全性是可靠的，可以说是目前所有降糖药中最安全的。虽然不是所有的胰岛素妊娠期都可以使用，但在医生的指导下使用胰岛素来控制血糖，不用担心会影响胎儿的正常发育，相反，它能很好地保证孕妇和胎儿的健康。

相对于糖尿病合并妊娠，妊娠期糖尿病的血糖比较容易控制，多数病友通过饮食和运动的调理就可以成功地控制血糖，仅少部分患者需要使用胰岛素。

尽管妊娠期糖尿病带来的危害不如糖尿病合并妊娠那么大，但准妈妈们也千万不可掉以轻心，早发现、早治疗才能避免糖尿病对母子俩带来的伤害。

糖糖在此提醒各位准妈妈，应密切关注妊娠期糖尿病的高危因素：①有糖尿病家族史；②有妊娠期糖尿病病史；③肥胖；④有巨大儿分娩史；⑤有不明原因的胎死宫内；⑥合并羊水过多或巨大胎儿；⑦孕妇年龄大于 30 岁。

为了做到优生优育，促进孕妇母子的身心健康，妇女怀孕后，应定期到医院进行产前检查，孕 24 ～ 28 周做葡萄糖筛选试验，特别是有高危因素的孕妇，应早期进行筛选，以便早诊断、早治疗。孕妇要养成良好的饮食习惯，不偏食、不挑食、合理搭配，既要保证正常的营养供给，又要注意适量运动，不要一味加强营养，造成营养过剩。

3. 及时发现，应对自如

有些准妈妈怀孕后，未能及时察觉自己身体的变化，就算有轻微的不适，也总是把它归结为怀孕后的反应，这样很容易让糖尿病钻空子。

与妊娠期糖尿病的较量要从怀孕初始甚至怀孕前做起，做好检查才能及早发现妊娠糖尿病的苗头，这如同一场比赛——与时间的比赛。

孕妇应对糖尿病方法之一：数胎动

孕妇自数胎动是最好的自我检测手段。应在产科医师的指导下每日测定 3 次。孕妇在整个妊娠期内体重一般增加 10 ～ 12 千克，妊娠晚期每周体重增加不超过 0.5 千克。倘若出现妊娠后期体重增加过快，腹围增长过快，下肢浮肿明显，胎动异常增多或减少等情况，要提高警惕，及时去医院就诊。

孕妇应对糖尿病方法之二：糖筛查

为了及早发现妊娠期糖尿病，应在妊娠第 24 ～ 28 周时进行糖筛查，即口服 50 克葡萄糖，1 个小时后测血糖，若血糖超过 7.8 毫摩尔 / 升，则应再做葡萄糖耐量试验，即口服 75 克葡萄糖，在空腹及服糖水后的 1 小时、2 小时、3 小时各测一次血糖。若血糖超过正常范围，则需要进行综合治疗，包括饮食控制、适量运动、血糖监测，必要时加用胰岛素，同时进行胎儿监护。

孕妇除自身需要能量外，尚需提供胎儿生长发育所需能量，所以，每天摄入的热量不宜控制过严。理想的饮食量为既不引起严重的饥饿感，又不致造成餐后高血糖。医生会根据孕妇的身高、体重，为您量身定制一套"糖尿病餐"。对于妊娠糖尿病妇女，饮食方面强调少量多餐，每天进食 5 ~ 6 次，同时进行血糖监测，最好每天进行三餐前及睡前指尖血糖的测定，血糖维持在空腹 5.3 毫摩尔 / 升、餐后 2 小时 6.7 毫摩尔 / 升左右为佳。如饮食控制仍不能使血糖维持在正常范围，则须皮下注射胰岛素，此时最好住院接受治疗。

4. 准妈妈的血糖控制与血糖监测

大家比我还要清楚：血糖控制和血糖监测是糖尿病病友控制病情的重要方式，这些对于患有糖尿病的孕妇更加重要。

对于妊娠前已患有糖尿病的女性，即糖尿病合并妊娠的病友，需要经过精心的准备才可以怀孕。在准备怀孕前，一定要把血糖控制在正常范围，并将口服降糖药改为皮下注射胰岛素（因为口服降糖药可以通过胎盘，可能造成胎儿低血糖，甚至引起胎儿畸形；而胰岛素分子量大，不能通过胎盘，对胎儿无不良影响）。对于妊娠以后才发现的糖尿病，则应该从发现之日起严格监测和控制血糖，直至孩子出生。

5. 如何关注腹中的宝宝

在对孕妇进行血糖监测的同时，大家还要密切注意胎儿的宫内发育情况：宝宝长得好不好？有没有受到糖尿病的影响？这些问题都是糖尿病准妈妈们最为关心的问题。

如何及时了解腹中宝宝的生长情况，让糖糖来告诉你：

① 自数胎动：在产科医生的指导下，每日测定 3 次胎动，并把情况报告给你的主管医生。这是最简单有效的监护手段。

② 定期做 B 超检查：B 超检查可帮助准妈妈们直观地了解胎儿的大小、活动情况，以及羊水多少、胎盘成熟度等情况。

③ 32 周以后可以做胎心监护，以了解胎儿有无宫内缺氧。

④ 37 周后应监测胎儿的胎肺成熟情况。

目前对于糖尿病合并妊娠及妊娠期糖尿病已有一套成熟的监测、治疗方法，母婴预后已较以前有了很大的改观。所以，请患糖尿病的准妈妈们放心，保持愉悦的心情，在医生的指导下等待小生命的顺利降生吧。

三、小朋友们的糖尿病故事

1. 令人痛心的儿童青少年糖尿病

我的同伴常常问我：在人类社会中待的时间长了，会不会和人类一样变得有感情了？在糖的世界里，尽管有那么多的兄弟姐妹、那么多的亲戚，我却很难一一叫出它们的名字。离开了植物这个产房，就算有朝一日再与它们相见，恐怕也难以辨认出彼此。因此，从小到大，我就不知道什么是感情。但是，当我走进了你们人类的世界，我渐渐有了一种异样的感觉，我想那可能就是感情。

直到现在我还记得那个孩子，他小小的、红红的脸上总是带着笑容，我第一次看见他，觉得他就是降临人间的小天使。可是，每个人都是上帝咬过一口的苹果，上帝没有给他完美的一切，而是在他身上留下了永恒的烙印，给了他一生的遗憾！在他 3 岁的时候，因为一次感染，他被发现患有 1 型糖尿病，医生宣布从此他将与胰岛素相伴终生。

　　他只是我国万千糖尿病患儿中的一个，由于遗传因素和外界环境因素的影响，引发孩子自身免疫系统功能的紊乱，导致胰岛 β 细胞的损伤和破坏，胰岛素分泌不足，孩子们从此就跟糖尿病结下了不解之缘。

　　看着这些与病魔相伴却依然天真活泼、积极生活的孩子们，我的心在流泪，为这些可爱的小天使饱受疾病折磨而流泪。时间嘀嘀嗒嗒地过去，你们还好吗？我的小朋友们。

Chapter **10**

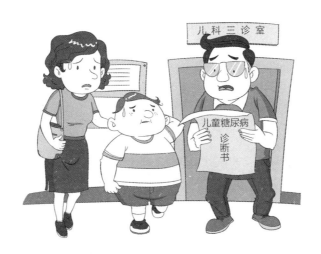

2. 告别小胖墩，丢掉糖罐子

　　有一种特殊的儿童或青少年，他们年龄不大、个头不高，体积倒是不可小视，我给他们起了个代号，叫作"小胖墩"。千万不要以为胖是福气，糖尿病很喜欢把魔爪伸向他们，如果让我用一个词来表达对他们的情感，我选择"可惜"。他们原本拥有健康的体魄和幸福的童年，可是蜜罐子里泡大的他们在众多美食和不良生活习惯的"洗礼"下丢失了健康，丢失了幸福。随着"小胖墩"的数目不断增多，儿童青少年中 2 型糖尿病的发病率也有了增高的趋势，这是广大医务工作者最不愿意看到的。这些"小胖墩"在发病初期超重或肥胖，在疾病的折磨下会变得日渐消瘦，部分患儿还可能伴有颈部或腋下的黑棘皮病。日渐消瘦的他们不仅不能再泡在糖罐子里，自己也变成了一个糖罐子，源源不断地向外界供应糖。

医生们面对这些病孩子，无不痛心。对于这些糖尿病患者，医生们会先采用饮食和运动治疗的方法观察一段时间，然后根据血糖的控制情况决定是否用药。如果控制得好的话，"小胖墩"们还有望恢复正常孩子的生活。

看着这些变成糖罐子的"小胖墩"，糖糖的心真痛。我恳求那些爱护孩子的爸爸妈妈们：为了孩子的明天，从今天开始，保持健康的生活方式，不仅为了孩子，也为了自己！

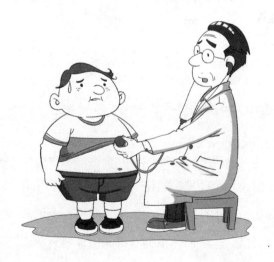

第十一章
抗糖明星的抗糖故事

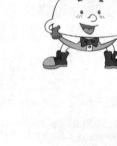

一、传奇糖友伊丽莎白·休斯

伊丽莎白·休斯在 1 型糖尿病防治史上是一位传奇式的人物。她 12 岁被确诊为患有 1 型糖尿病，一年之后奄奄一息，体重只剩下 24 千克，而经过治疗，她活到 73 岁，其间注射胰岛素 58 年，超过 42000 针，育有 3 个子女，而且没有一个子女患有糖尿病。我们现在就去了解一下她的故事，看看从中能得到什么启发。

1918 年，一名 11 岁的美国少女站在自家的厨房中，手捧着玻璃杯，大口大口地喝着杯中的水。她喝得很猛，以至于水不停地从脸颊流淌下来。几个月后，这名叫伊丽莎白·休斯的少女被明确诊断为患上了糖尿病。

虽然从 16 世纪开始，就有人在不断地探索糖尿病的治疗之道。但到了 1919 年，世界上唯一能延长糖尿病患者寿命的还只有饥饿疗法——一种被患者父母视为"惨无人道"的方法。这种方法通过严格限制患者的热量摄入，可以让患者延长可怜的几个月的生命。当时美国最有名的糖尿病专家艾伦医生立刻给伊丽莎白施行了"饥饿疗法"，除了定期绝食外，伊丽莎白平时只能吃些瘦肉、鸡肉、牛奶、少许水果、无味的麦麸饼干和煮过 3 次的蔬菜。每天的热量摄入通常只有 700 ~ 900 千卡，有时甚至少到可怜的 300 千卡。伊丽莎白发病时身高 151 厘米，体重 34 千克，而一年之后，她的体重只剩下 24 千克，每天的大半时间只能躺在床上看书或缝衣服。

Chapter 11

这里列举一下当时的糖尿病饮食方案：

早餐：一个鸡蛋，2.25 汤勺（125 克）煮过 3 遍的菜豆，1 汤勺咖啡加奶。

上午 10 点：吃半个小橘子（50 克）。

午餐：2.5 汤勺鳕鱼，2 汤勺煮过 3 遍的豆芽，5 颗小橄榄，小半块黄油，可以喝些茶。

晚餐：一个整鸡蛋加一个蛋清，满满 2 汤勺煮过 3 遍的菠菜，加半块黄油，可以喝些茶。

除了吃得少，那时的糖尿病患者还要每周禁食一天。很多患者都无法坚持这种治疗，有很多患者最后没有死于糖尿病，而是死于饥饿。据说当时有一位儿童糖尿病患者养了一只金丝雀，有一次因为饥饿难忍，他偷吃了鸟食，结果引发代谢紊乱，最终死去。但是，那是一个没有选择的年代，除了饥饿疗法，糖尿病患者们别无选择。

幸运的是，艾伦用极端的饥饿疗法把伊丽莎白的生命保住了。而正在伊丽莎白走向生命终点时，科学的奇迹诞生了——胰岛素研制成功。通过注射胰岛素，伊丽莎白的血糖控制良好。

1921 年夏，29 岁的外科医生班廷得到了加拿大多伦多大学医学院生理学科主任麦克劳德教授的帮助，与 21 岁的贝斯特一起发现了可以降血糖的胰岛素。1922 年 1 月 11 日，14 岁的濒临死亡的男孩汤姆逊成为被胰岛素救活的糖尿病病人。1922 年 6 月，美国礼来制药厂和多伦多大学董事会签约，着手研发、生产胰岛素。1923 年 2 月，胰岛素开始被大量生产。

经过艾伦医生的推荐，1922 年 8 月 16 日，在死亡边缘徘徊的 15 岁少女伊丽莎白·休斯在母亲和护士的陪同下前往多伦多见班廷医生。检查后，班廷医生在病历上这样写道：体重 20.5 千克，身高 152 厘米，病人极端消瘦，脚踝稍肿，皮肤干裂，头发细脆，腹部突出，肩部下垂，肌肉极端萎缩，皮下组织几乎全部消失，她虚弱得几乎不能行走，呼吸、消化及心血管系统功能尚可。班廷医生马上开始给伊丽莎白使用胰岛素。一周之后，伊丽莎白的每日饮食热量从 889 千卡增加到 1220 千卡，再过一周，又增加到 2200 ～ 2400 千卡。5 周内，伊丽莎白的体重增加了将近 5 千克。她在给母亲的信中写道：我敢说您会以为这是一则编造的故事，大家都说我看起来完全不一样了，我的体力和体重似乎每小时都在增加，这真是个奇迹。班廷医生邀请世界各地的医生来多伦多看我，让他们亲眼看看这令人惊奇的发明所带来的效果。我真希望您能看到他们翻阅我的病历时脸部的表情，他们对我的进步是那么的惊讶……

伊丽莎白 1929 年从伯纳学院毕业，翌年，她和一位年轻的律师结婚。她每天注射胰岛素，过着像正常人一样的生活。她先后生了 3 个孩子，而且没有一个患糖尿病。1980 年夏天，仍旧耳聪目明的伊丽莎白来到中国旅游，还爬了长城，做了一回"女好汉"。1981 年 4 月 25 日，伊丽莎白因心脏病突发去世，享年 73 岁。

随着科学的发展，到了今天，我们的医疗条件比 1922 年不知好了多少倍，因此，我们完全应该有信心成为第二个、第三个伊丽莎白。

二 百岁寿星宋美龄

糖尿病患者能够颐养天年吗？许多糖友都不敢奢望。今天，让糖糖带大家去拜访一位国人都非常熟悉的人物，看看她的降糖心得。她就是具有传奇的一生、享年 106 岁的宋美龄。

其实，患糖尿病的百岁老人不止宋美龄一人，张学良、陈立夫和宋美龄都是糖尿病患者，张学良活到了 101 岁，陈立夫活到 102 岁，宋美龄活到了 106 岁。

宋美龄于 2003 年 10 月在美国逝世，享年 106 岁。这位生命跨越了三个世纪的伟大女性，不仅是中国近代史上叱咤风云的政治人物，更是中国近代史的一个见证者。她的传奇经历历来为人称奇，身体健康、长命百岁也使很多人想探索她的长寿秘诀。殊不知，这位活了 106 岁的跨世纪女性居然是一位糖尿病患者。宋美龄 80 岁时发现糖尿病。糖尿病患者也能活过百岁？一时，她神秘的控制糖尿病之道成为人们关注的热点。据宋美龄当年在台湾时的一位私人医生介绍，宋美龄的长寿秘诀是：第一，她心态平和，万事想得开。第二，随遇而安。第三，她很喜欢让人替她敲敲膝盖、揉揉肩膀、捏捏脚掌等部位，这样可以促进血液循环。第四，宋美龄很注重饮食质量，少食多餐，每天进餐五次，每次只吃五分饱，她还爱吃蔬菜水果，荤素搭配合理，不吃过于油腻的食品。第五，一有不适，立即上医院。第六，作息规律，按时睡觉，按时起床，保持适当的睡眠时间。

愉快的心情是宋美龄保持健康的一大法宝。宋美龄和蒋介石虽为政治联姻，但是婚后二人琴瑟和鸣，感情如胶似漆。美满的婚姻使得宋美龄一直保持着愉悦的心情。宋美龄有个好习惯，每当碰到不愉快的事情，就找熟人聊天，以排解心中的郁结。

勤奋工作、爱好绘画是宋美龄健康长寿的又一大原因。宋美龄除了要协助蒋介石处理一些事务外，自己也有很多工作，而她总是积极地投身工作中。她说："工作使人年轻，而懒散是生命的敌人。"晚年闲下来后，宋美龄又爱上了画国画。画家通常长寿，因为画画能使人平静，精神集中，尤其是画国画，更能调动全身机能，陶冶情操。

通过上述分析，我们不难发现，宋美龄的控糖长寿秘诀和现代医学所提倡的糖尿病防治的"五驾马车"不谋而合。"五驾马车"指的是防治糖尿病的五种措施，即饮食疗法、运动疗法、药物疗法、血糖监测和糖尿病教育。而这其中，直接起治疗作用的是饮食疗法、运动疗法和药物疗法。也就是说，控制血糖的关键是饮食、运动、用药等因素的平衡。

三、泳坛名将加里·霍尔

加里·霍尔的故事我们在前面稍有提及，这里再详细跟大家说说。

加里·霍尔，一米九八的身高，一副健美的身材，一脸灿烂的笑容，可谁能想到这样一位泳坛名将竟是位 1 型糖尿病患者。1999 年刚被确诊为 1 型糖尿病的时候，就连霍尔自己也感到异常震惊："我当时既愤怒又恐惧。愤怒的是，我可能要从此终止游泳生涯；恐惧的是，我不知道糖尿病是怎么回事，它对我来说意味着什么。"那一年，加里·霍尔刚刚 24 岁，状态如日中天，正在备战 2000 年悉尼奥运会。1996 年，在亚特兰大奥运会上，加里·霍尔取得了两金两铜的骄人战绩，他是美国游泳队的主力选手。霍尔决心在新一届奥运会上再创辉煌，可一纸"糖尿病"诊断书把他推到了人生的十字路口。当时，加里·霍尔住在亚利桑那州。他总感到口渴，朋友告诉他，亚利桑那气候干燥，口渴属于正常现象，不必忧虑。为了备战悉尼奥运会，霍尔每天在泳池中训练六七个小时，训练时，他经常感到浑身发抖，需要不停地喝运动饮料才能缓解。一天晚上，霍尔与未婚妻去参加一个派对。其间，霍尔感到很不舒服。回家的路上，他精神恍惚，走路跌跌撞撞。第二天，霍尔不得不去看医生，化验结果是，血糖超过了 16.7 毫摩尔 / 升。霍尔非常不解，他没有糖尿病家族史，而且自己每天都锻炼，生活方式很健康，怎么会无缘无故得这个病呢？后来，在医生的教育下，他明白了：1 型糖尿病可以发生在任何人身上。无论是年轻人还是老人，男人还是女人，都有可能罹患 1 型糖尿病。疾病的到来犹如晴天霹雳，险些将霍尔击倒。霍尔回忆说："'极度失望'这个词都难以描绘我当时的心情。医生说我可能要永远离开游泳赛场了。那一刻，我只想躺倒在地，永远消失。"为了缓解心理压力，霍尔前往哥斯达黎加休了 6 周的假。休假之后，他找到了洛杉矶加州大学的安妮·彼得斯医生，与他一起讨论了如何治疗糖尿病以及能否继续从事游泳运动的问题。在经历了恐惧、震惊、愤怒和失望之后，霍尔通过学习，加深了对糖尿病的了解，逐渐学会了如何在身患 1 型糖尿病的情况下生活、训练和比赛。

　　糖尿病，就是身体处理糖的能力出了问题，使人体不能将吃进去的食物正常转化为活动所需的能量。而运动员，每天需要消耗大量的能量，因此，治疗疾病和完成大运动量的训练就必须协调好。幸运的是，霍尔和他的教练、医生和营养师找到了一条正确的道路。首先是严格控制饮食。与大多数美国人一样，霍尔非常喜欢甜食，蛋糕、糖果、巧克力一度不离口。现在，在营养师的指导下，妻子变成了监督员，随时检查霍尔的食物构成，让霍尔远离甜食。为了帮霍尔对付糖尿病，妻子还购买了食谱，变着花样给霍尔做可口的饭菜。霍尔告诉记者，他现在常吃的食物有果蔬、鸡肉、鱼和少量的牛肉，并且严格控制着米、面等主食的摄入量。1型糖尿病患者由于身体分泌的胰岛素不足，必须每天定时补充胰岛素。霍尔很快学会了自己注射胰岛素，有时一天需要注射四五次。由于每天要训练6～8小时，包括举重、跑步、游泳等环节，很可能导致血糖过低，因此，密切监测血糖并及时调整药物剂量就显得非常关键。在平时的训练中，霍尔每天至少测5次血糖；在比赛期间，监测次数甚至要达到每天15次。

依靠科学的方法，霍尔不但没有因为1型糖尿病而退出赛场，还在确诊糖尿病后在连续两届奥运会上获得了金牌，创造了糖尿病患者奥运夺金的奇迹。所以，广大糖尿病患者千万不要泄气，患上糖尿病并不可怕，我们完全可以和糖尿病和谐共处，拥有自己美好的生活和事业。

四、佛学泰斗星云大师

著名的佛学泰斗星云大师今年已88岁高龄，可很多人并不知道，他是一位有着50多年糖尿病病史的老糖友。他的抗糖经历告诉我们，我们和糖尿病是可以和谐共处的，糖友也可以长寿。

星云大师与糖尿病的相处之道，主要有三点。

坦然面对疾病，不学蔡桓公

星云大师 17 岁在栖霞寺患过一次疟疾，差点丢了性命。他的师父叫人送给他半杯咸菜，救了他。从那时起，他就已经开始思索"疾病"了。50 多年前刚刚得知患糖尿病时，他也曾一度无法接受，家族里没有人得糖尿病，而且饮食清淡，怎么会得糖尿病呢！经过时间的磨砺，星云大师掌握了与糖尿病的相处之道，星云大师说，人难免会生病，能对生死无所挂怀、不计较，才能坦然面对疾病；心生排斥、恐惧、忧愁，只会加重病情。糖尿病不是大病，但得病后很麻烦，要把它当朋友，爱护它，不怪它，与它和平相处，谨守分际，乐天知命，与病为友，这一点非常重要。糖尿病是慢性病，它慢慢来，就是给你机会去预防和治疗，平时要正面思考，不患得患失，勤劳多动，多为人服务，自然能长命百岁。

相信科学，相信自己，不排斥治疗

星云大师认为，治病，患者自己努力很重要。医生开药方给病人，但不能勉强病人吃药，如果病人不吃药，病永远也不会好。就像学生读书，老师再好，学生自己不努力，成绩永远也上不去，学本领还要靠自己努力。

星云大师说，他有一次去医院诊察，医生发现他肺上有斑点，以为他得了癌症，不敢确诊，大夫就问他："出家人不怕死吧？"星云大师答："死，不怕；痛，是怕的。怎么让痛减轻？静下心来，就会好的，你可以试试。"星云大师从不排斥治疗。他说，生病最忌病急乱投医，生病需听从医生指导。

对待很多慢性病，很重要的一点是要靠坚强的信念、乐观的心情，再加上适当的运动、饮食的调和、药物的治疗，如此一来，只要时间到了，功夫到了，病就自然会好。

心理健康，面对现实

星云大师说，现代人有很多心理问题。有的人听到一句不中意的话后，旁人说再多的好话来解释也不顶用，他一句也听不进去，他就只信那一句坏话，不信一百句好话，其实这是自找麻烦。身体有病，最重要的是心理健康，这样就可以克服困难。还有就是要有毅力，这样就可以克服一切的痛苦。要想消弭痛苦，患者就要有智慧，明事理。

星云大师说：我 17 岁那年得了疟疾，几乎要死了，是师父救了我。后来，我不怎么生病，反而常常"祈求"生病，因为生病就有更多的人关心我了。再后来，我与病为友，我得糖尿病这么多年，我不怪它，大家就像朋友一样，和平相处。死，我不怕；但是，病痛是难忍的。病的时候，要对自己有信心。自己做自己的另外半个医生，做好预防，最好！

五、 千里健步老周行

谁也不曾想到，一位有着 15 年糖尿病病史，已经年过花甲的退休糖友，能够完成千里健步行。他就是生活在我们身边的老周。今天糖糖我就带大家去认识一下这位糖友。

2013 年 12 月 1 日，花甲之年的老周，为配合和支持中国健康教育中心糖尿病教育合作中心主办的"糖友千里健步行"活动，从北京出发，途经济南、郑州、合肥、南京、上海，徒步千里，用时 40 余天，最终到达广州。"糖友千里健步行"活动引起了全国糖尿病患者及其亲属的关注，鼓舞了无数糖尿病患者。

从 2000 年确诊糖尿病，老周便深深体会到疾病带来的痛苦。老周说，他曾和身边的很多糖友交流过，发现不少人即使确诊为糖尿病仍不愿改变饮食习惯，更不愿多运动，到后来出现了严重并发症，有的甚至得截肢。老周说，自从得了糖尿病，他便下决心加强运动，一开始他选择的是篮球、乒乓球等项目，但这些项目受场地的限制，无法每天开展。后来，他发现徒步项目简单易行，还能随时随地开展，于是决定坚持下去。老周还说，徒步不是慢悠悠地走，那不管用，需要保持一定的运动强度，现在他每天都坚持走 10 公里。目前，老周仍通过口服药来控制血糖，没有任何并发症，看起来特别年轻。

20 多年前，中日友好医院的潘孝仁教授、李光伟教授在大庆做了一项研究，他们让几百个血糖偏高的石油人参加徒步走，过一段时间监测他们的血糖控制情况。通过 6 年的观察，参加研究的石油人患糖尿病的概率减少了一半。最终患了糖尿病的人，从血糖偏高发展到糖尿病的时间也比其他人平均推迟了 14 年。事实证明，运动的确有助于防治糖尿病。

老周告诉身边的朋友：糖尿病是一种终身性疾病，目前还没有任何药物和其他手段可以根治它。但通过科学的治疗，加上合理的作息与饮食，糖尿病是可以控制好的。而如果不注意日常饮食及生活，任何年龄段都有患病的风险。压力大、熬夜、饮食不规律、不锻炼身体等都会诱发糖尿病。每一个糖尿病患者在确诊后，医生在第一时间给出的叮嘱都是"管住嘴、迈开腿"。要切实做到这一点，需要巨大的毅力和对疾病正确的认知。坚持就是胜利。

六、身边的伊丽莎白——糖妈丹丹

丹丹是一个普通得不能再普通的广州人，她年轻漂亮，2007 年，25 岁的她已经拥有了一个幸福美满的婚姻。2008 年春天，丹丹怀孕了，正当全家沉浸在幸福快乐的氛围中时，意外发生了。一天，丹丹突感恶心、口干，爱喝水，特别爱喝糖水，但是越喝越渴，人也非常虚弱和疲倦，并且呼吸急促。是吃了什么不好的东西吗，还是妊娠反应？带着疑问，在家人的陪同下，她来到中山大学附属第三医院急诊，经过检查，丹丹被确诊为患有糖尿病酮症酸中毒。经过"绿色通道"，她被安排进内分泌科做进一步治疗。通过急查 B 超，医生发现胎儿已停止发育。这样的打击犹如晴天霹雳，让全家人无法接受。经过积极治疗，丹丹的代谢紊乱得到纠正，但由于胎停育，不得不进行引产。血糖控制良好后，丹丹出院了。在此后的 5 年中，丹丹又妊娠 3 次，但每一次妊娠均以失败告终，这在这个年轻的女性心中刻下了道道伤痕。在医生和家人的鼓励下，2013 年 5 月，丹丹再次怀孕，大家得知此消息后既高兴又担忧，此后的几个月，丹丹和家人都战战兢兢地生活着。所幸的是，经过中山大学附属第三医院内分泌科与产科医生和丹丹的共同努力，她和胎儿一切稳定。皇天不负有心人，2014 年 3 月，丹丹成功产下一个健康的 6 斤 2 两的男孩。如今，孩子一天天长大，全家人也都沉浸在快乐和幸福之中。

所谓"不经历风雨怎能见彩虹"，每一位患糖尿病的年轻女性，只要你们坚持努力，和糖尿病和谐共处，就可以控制好糖尿病，拥有和美的家庭、美满的婚姻、健康的孩子，你的梦想一定可以成真。

七、 百姓抗糖明星，西藏、南极任遨游

您绝想不到一位糖尿病患者能够去游西藏、探南极。今天糖糖带大家与她谈谈心，听听她的故事。

这是她 2005 年 10 月 14 日在深圳某三甲医院的病历记录：

症状：胸闷、胸痛、恶心，血糖 21.5 毫摩尔 / 升，尿糖 ++++，血酮 +++。

诊断：①糖尿病酮症；②胰腺炎。

建议：①禁饮食；②收住院。

下面是她的回忆：

即将跨入不惑之年的门槛前，我与我的朋友（请允许我这样称呼糖尿病）不期而遇了。接下来是辗转三家医院，一个月水米不进，一个月恢复饮食的住院生活。从那时起，我从书本上、从网络中、从每天起起落落的血糖波动里慢慢认识、了解糖尿病。当我明确地知道这个坏脾气朋友将不离不弃地伴随我一生并在很大程度上决定着自己的生存时间和生存质量之后，我决定接受它，善待它，把它看作自己生命的一部分，和它一起分享生命中的每一次悲伤与快乐。

事实上，得了糖尿病并不像很多人想象的那么令人沮丧，只要掌握相关控糖知识，它就会安静地陪伴着你，让你像健康人一样生活、工作，甚至给你带来额外的人生体验和收获。我的糖尿病朋友是带着酮症酸中毒和急性胰腺炎这两件礼物来的，它们把我送进了抢救室，在死亡念头闪过的刹那，我感觉到的不是恐惧，而是对亲人、对这个美好世界的无

比不舍，或许正是这种不舍，让我放下了以往生活中的各种郁闷与纠结，开始寻找内心的平和与快乐。

确诊糖尿病 3 年后的一次同学聚会中，我的旧室友对我说：你变了，变得比以前从容淡定、洒脱快乐了。莞尔一笑之后，我对她说：果真这样的话，我真得感谢我的糖尿病朋友了。

在一次上网学习中，我偶然进入了一个叫"甜蜜家园"的糖尿病论坛，那里不仅能学习有关胰岛素应用、饮食疗法、运动疗法等控糖知识，还能分享其他病友细致、深入、可操作性极强的控糖经验以及得病后的心路历程和多彩生活。论坛洋溢着探讨交流、相互帮助的氛围，我很快融了进去，成为其中的一分子。在这个论坛，我认识了一群阳光快乐的糖尿病病友，我们常在论坛上发帖回帖，帮助更多的新病友走出心理阴影，帮他们尽快找到正确的控糖方法，遇到处在困境中的病友，我们也会齐心协力，伸出援手。

三四年前，正在香港大学读研的 1 型版块版主 Zorro 和身在惠州工作的小病友妈妈抹茶在病友 QQ 群发现一个只身在深圳打工的女孩血糖已经高到 50 毫摩尔 / 升以上，却因交不起住院费而在高血糖和酮症没有得到有效控制的情况下就回厂上班。他们发来信息，告知我女孩的情况，于是我带着我们三人筹集的钱赶到医院为女孩缴付了住院费，还给她买来血糖仪和试纸，指导她进行日常血糖监测。在大家的共同努力下，女孩脱离了酮症酸中毒的危险，也学会了一些控制血糖的基本知识，重新回到正常生活轨道。

我们遇到过很多类似的病友，并都曾或多或少、力所能及地给予了经济上、心理上以及控糖知识方面的支持。帮助别人，在自我价值的认同和提升中找到内心的快乐，这是糖尿病带给我的又一个收获。当然，

Chapter **11**

对于自身胰岛素分泌功能极差的 1 型病友来说，糖尿病并不是一个容易伺候的朋友。说到与糖尿病的相处之道，一位叫"袖手谈心"的病友在他的文章说过这么一句话："也许糖尿病不是病，而是一种生活。"以目前的医疗技术，糖尿病仍然不可治愈，但却可以得到有效的控制。与为了使血糖平稳每天不得不固定饮食内容和生活节奏的做法相比，我更愿意通过多次注射、多次监测的方式来换取灵活多样的饮食和自由的生活。

这些年来，除了正常注射胰岛素，我每天都坚持进行 7 次以上的血糖检测，在我看来，这如同起床刷牙、饭前洗手一样，是一种好的生活习惯。对于我来说，只要随身带上胰岛素、血糖仪和糖类食品，就可以走遍天下，尝尽人间美食，饱览世界美景。这些年，我带着糖尿病走完了几万公里的自驾里程，穿越过金沙江、澜沧江、怒江，走过滇藏、川藏、青藏公路，还与先生两人开车从被称为在天堂与地狱间穿过的丙察察线入藏，曾在羊卓雍湖边煮咖啡，在珠峰大本营放风筝，曾在零下 8 摄氏度的气温中徒步走上海拔 5000 多米的雪山俯瞰神湖，也曾因为车陷泥潭露宿海拔 4000 多米的荒山野岭。除了国内自驾，我还去过肯尼亚，在乞力马扎罗山脚下探访马赛部落，在中非草原窥视雄狮捕食，追逐角马迁徙。2011 年年底，在经过 30 多个小时的飞行和 40 多个小时晕船呕吐靠葡萄糖提供能量的海上航行之后，我登上了南极大陆，在那里亲近企鹅，领略天堂般洁白纯净的冰雪世界。这些在一般人都觉得艰苦的自驾旅途，我凭借自己掌握的控糖知识和经验，都安然无恙地走过来了。

患糖尿病的这些年，我的糖化血红蛋白一直控制在 5.2% ~ 6.2%，而且所有糖尿病指标及并发症方面的检查结果都在良好范围。事实告诉我们，糖尿病并不会影响我们的生活质量。我相信在未来的日子里，我的糖尿病生活会一直精彩和快乐！

结束语

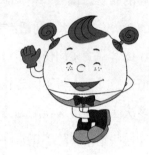

　　该到说再见的时候了，真有点舍不得，希望糖糖和大家分享的这11章内容能够给大家一点儿帮助。

　　感谢奋战在糖尿病防治一线的科学家、医生、糖友及其家人，正因为有了你们，才有那么多完美和波澜壮阔的胜利之役。

　　更感谢书中提到的主人公们，谢谢你们给了我素材，给了糖友榜样，谢谢你们为人类的健康贡献出了自己的力量。

　　让我们放飞自己健康长寿的梦想，把握好幸福美满的生活。

　　糖尿病患者可以健康长寿，可以拥有幸福美满的家庭，可以控制血中的糖，尽享生活的甜。

　　从今天开始，让我们掌控糖尿病，做一名幸福的糖人，和糖尿病和谐共处吧！